DE L'HYGIÈNE

DANS LES LÉSIONS

ORGANIQUES DU CŒUR

COMPENSÉES

PAR

Auguste BAUDIN,

Docteur en médecine de la Faculté de Paris,

PARIS

V. A. DELAHAYE ET Cᵉ, LIBRAIRES ÉDITEURS,

PLACE DE L'ÉCOLE-DE-MÉDECINE.

1876

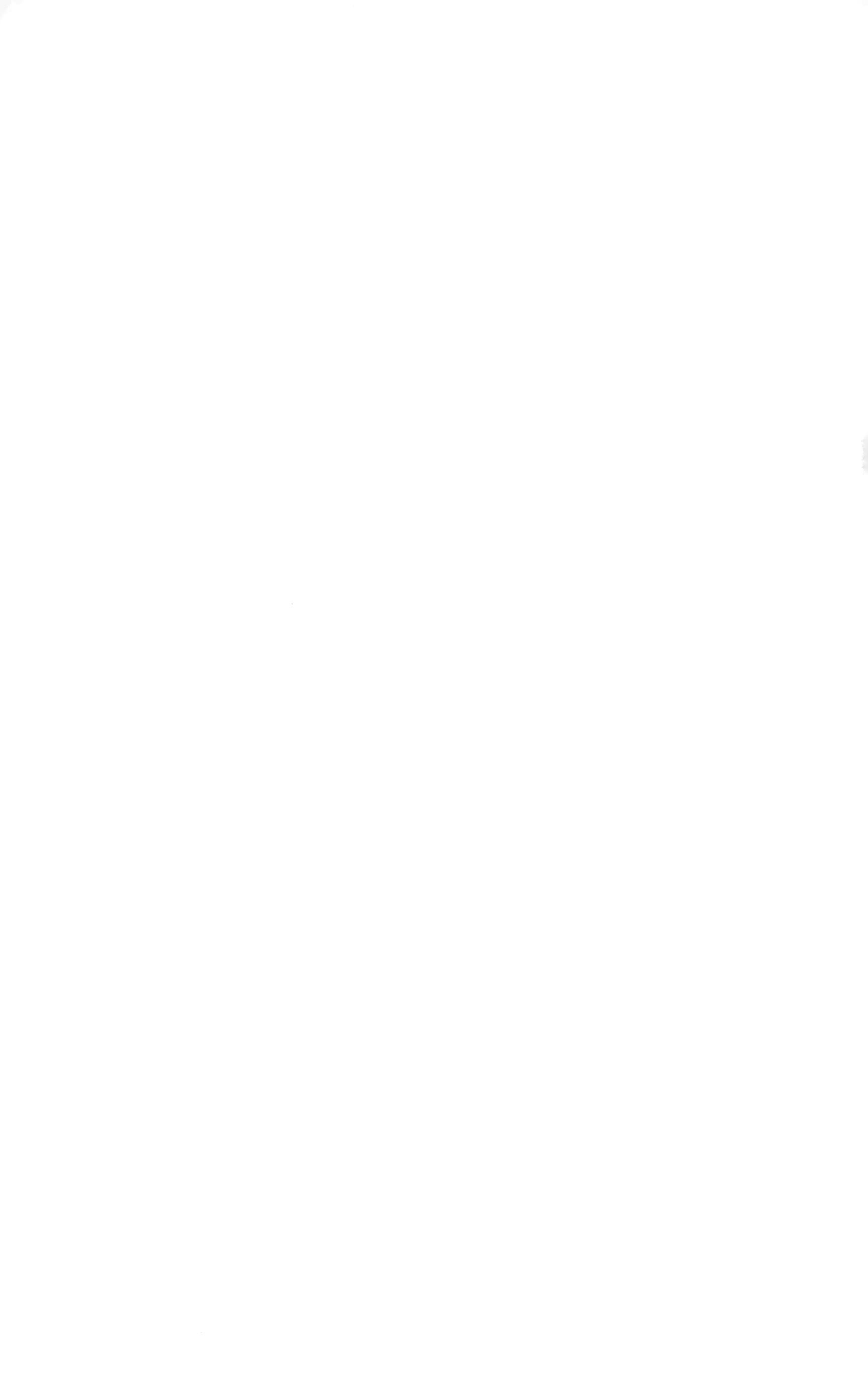

DE L'HYGIÈNE

DANS LES LÉSIONS

ORGANIQUES DU CŒUR

COMPENSÉES

PAR

Auguste BAUDIN,

Docteur en médecine de la Faculté de Paris,

PARIS

V. A. DELAHAYE ET Cᵉ, LIBRAIRES ÉDITEURS,

PLACE DE L'ÉCOLE-DE-MÉDECINE.

1876

DE L'HYGIÈNE

DANS LES

LÉSIONS ORGANIQUES DU COEUR

COMPENSÉES.

> La médecine qui ne peut guérir, trouve
> encore de doux et de glorieux dédommage-
> ments dans le pouvoir qu'elle a d'alléger les
> douleurs et de prolonger la vie.
> (FORGET, *Maladies du cœur.*)

INTRODUCTION

SOMMAIRE : 1º Importance de l'hygiène dans les lésions organiques du
cœur. — 2º Aperçu général sur les diverses périodes des maladies du
cœur. — 3º L'hygiène est principalement utile dans la période de
compensation de ces maladies. — 4º Division du sujet.

1º Quand un organe important est altéré dans sa constitution intime, au point de ne pouvoir remplir qu'imparfaitement son rôle physiologique, la thérapeutique peut
souvent combattre avec succès les manifestations morbides
qui résultent de cette altération, mais elle est toujours
d'une impuissance absolue vis-à-vis de la lésion elle-
même. Dans ces cas, malheureusement assez nombreux
en pathologie, le médecin doit user avec sobriété de l'ar-
senal inutile des médicaments et chercher plutôt, dans les
règles d'une hygiène bien entendue, les moyens de pré-

venir et de retarder autant que possible, les funestes
effets d'une lésion par elle-même incurable. « Si l'hygiène,
dit Chomel (1), est en quelque sorte la médecine des gens
bien portants, les moyens hygiéniques sont applicables et
nécessaires à l'homme malade aussi bien qu'à l'homme
sain ; ce dernier s'en affranchit quelquefois sans avoir
lieu de s'en repentir, l'autre ne le ferait pas impunément. »
C'est surtout dans les maladies organiques que les lois de
l'hygiène s'imposent dans toute leur rigoureuse nécessité,
et, parmi ces maladies, les lésions valvulaires du cœur
sont celles qui retirent assurément le plus large bénéfice
de l'emploi méthodique des moyens que l'hygiène met à
notre disposition. Combien de fois, en effet, ne voit-on pas
se déclarer des accès prématurés d'asystolie sous l'influence du froid humide, de la fatigue excessive, des émotions vives, etc. « Il est peu de maladies, dit encore
Chomel (1), dans lesquelles l'influence de ces divers agents
soit aussi remarquable que dans celles du cœur. Dans ces
affections, on voit souvent les symptômes les plus graves,
tels que l'orthopnée, l'infiltration des membres, disparaître une ou plusieurs fois avant de persister définitivement : c'est particulièrement chez les indigents admis
dans les hôpitaux que la maladie offre cette marche rétro-
grade : chez ces sujets, les erreurs du régime, et surtout
les fatigues, les veilles, ont déterminé, dans beaucoup de
cas, le développement de ces symptômes, à une époque où
la lésion du cœur seule ne les aurait pas encore produits.
Par le simple éloignement de ces causes, par le repos et le
régime, la maladie est réduite à elle-même, et l'on voit
diminuer, souvent même disparaître, pour un certain
temps, les phénomènes prématurés auxquels des circons-

(1) Chomel. Pathologie générale, p. 630.
(2) Chomel (loc. cit.), p. 365.

tances accidentelles avaient donné naissance ; du troisième degré où elle semblait être parvenue, la maladie revient au second ou même au premier. » Avant Chomel, Corvisart, dans son *Essai sur les maladies organiques du cœur,* s'exprimait ainsi : « Ce sont presque toujours les erreurs dans le régime qui déterminent les rechutes si fréquentes dans les périodes avancées de ces maladies ; le temps, à la vérité, suffirait seul pour les produire, puisque la maladie n'est pas guérie, mais rarement elle suit son cours naturel : sa marche est, dans presque tous les cas, précipitée par les erreurs dans le régime, dans l'exercice et par les affections morales, tandis que en suivant un régime bien ordonné, en s'abstenant de tout exercice violent, de travaux fatigants, par la tranquillité de l'esprit, le calme des passions, les personnes attaquées de lésions organiques du cœur, pourraient dans quelques cas, dépasser le terme auquel elles succombent presque toutes... Sous le rapport du genre de vie, si le malade est abandonné au vice, s'il fait des excès en tous genres, si, par état il est exposé aux intempéries de l'air, s'il se livre à des travaux fatigants, a des exercices pénibles, s'il est indocile, en butte à de vives affections morales, etc., il avancera d'autant le terme de sa vie, tandis que, au moyen de la sobriété, de la tempérance et de beaucoup de ménagements, non-seulement il prolongera ses jours, mais il pourra même assoupir pendant des années, sa maladie organique à laquelle pourtant il lui faudra succomber (1). » M. Forget dit que les agents thérapeutiques ne sont d'aucune utilité dans le traitement des maladies du cœur, si on ne leur adjoint concurremment les moyens hygiéniques : « Pour faire apprécier continue-t-il, l'importance de l'hygiène dans le traitement des

(1) Corvisart. Essai sur les maladies et les lésions organiques du cœur et des gros vaisseaux, p. 423.

maladies du cœur, il suffit de rappeler sommairement les influences de la température sur la circulation, de l'alimentation sur l'hématose et sur la nutrition, des exercices et des passions sur les mouvements du cœur, etc, (1). » Enfin, une de nos célébrités médicales les plus compétentes en cette matière, M. Bouillaud, nous prête en cette circonstance l'appoint de sa puissante autorité : « Il n'est aucun observateur, dit-il, un peu versé dans l'étude clinique des maladies organiques du cœur, qui ne sache combien il est fréquent de voir les symptômes de ces maladies présenter des paroxysmes plus ou moins violents, soit sans cause connue et appréciable, soit à la suite d'un excès de régime, d'un exercice forcé, d'une vive affection morale, de certaines constitutions atmosphériques, etc., etc. » (2).

Il nous serait facile de multiplier encore les citations, si nous pensions, malgré l'autorité des noms sur lesquels nous nous sommes appuyé, qu'il pût rester à quelqu'un le moindre doute sur l'importance de l'hygiène dans les affections organiques du cœur. Bien plutôt pensons-nous que ces citations peuvent paraître inutiles à ceux qui ont vu souvent se dérouler devant eux d'un bout à l'autre les drames lugubres de la pathologie cardiaque : à ceux-ci nous répondrons que nous n'avons pas voulu nous donner le trop facile plaisir de plaider devant eux une cause gagnée à l'avance, mais seulement esquisser en quelque sorte l'historique d'un sujet qui intéresse à la fois au plus haut point et le malade et le praticien.

2º « Considérées dans leur évolution régulière, les maladies du cœur offrent, en général, à distinguer trois périodes principales ; 1º une période de début, pendant laquelle un

(1) Forget. Précis théorique et pratique des maladies du cœur.
(2) Bouillaud. Traité des maladies du cœur, .. I, p. 332.

acte morbide, souvent de nature inflammatoire, crée l'obstacle, cause réelle et point de départ de la maladie ; 2° une période de compensation, période de lutte dans laquelle grâce à un surcroit d'activité et à des lésions salutaires le cœur arrive à surmonter les entraves apportées au cours du sang ; 3° enfin, une période de cachexie ou terminale qui commence avec la rupture de la compensation et se caractérise par l'apparition de tous les symptômes qui peuvent résulter de l'enrayement des fonctions cardiaques. » (1) Dans sa période de début, l'affection, qu'elle soit d'origine inflammatoire ou diathésique, est justiciable avant tout, des moyens thérapeutiques. Le médecin est appelé d'abord à combattre l'affection primordiale, et, quand surgit la complication cardiaque, c'est de ce côté que se concentrent tous ses efforts pour aider l'organisme à triompher dans une lutte où la vie est sérieusement menacée. Les phénomènes morbides qui signalent l'établissement de la période de début peuvent passer inaperçus, mais le plus souvent ils se révèlent par les accidents de l'endocardite aiguë simple ; c'est dans le but de conjurer ces accidents que le médecin appelle à son secours les ressources de la thérapeutique. Une fois ce péril passé tout rentre momentanément dans l'ordre, et bien qu'il subsiste une lésion durable, elle ne se traduit cependant par aucun nouvel orage, parce que le cœur s'est fait à son nouveau genre d'existence, parce que le patient commence à s'habituer à vivre en paix avec son nouvel ennemi.

C'est ainsi que se trouve constituée la période de compensation que nous laisserons un moment pour en parler tout à l'heure plus longuement.

La troisième période, ou de cachexie, commence à partir

(1) Bucquoy. Leçons cliniques sur les maladies du cœur, p. 123.

du moment où le cœur pour ainsi dire surmené, a définiti-
ment perdu une partie de sa puissance contractile et ne
peut plus lutter avantageusement contre l'obstacle qui
s'oppose à la libre circulation du sang. Nous avons dit *définitivement* parce que cette phase terminale d'ordinaire
ne s'établit pas d'emblée : après une succession de luttes
intermittentes et plus ou moins longues, dans lesquelles
le cœur laisse chaque fois un peu de son énergie contractile, il arrive un moment où la systole devient impuissante
à chasser le sang des ventricules ; dès lors, celui-ci stagne
dans tout l'arbre circulatoire et occasionne des congestions
viscérales passives et des hydropisies multiples et perma-
nentes. La maladie de toute locale qu'elle était à la première période est devenue générale, parce que l'hématose
et l'hématopoïèse ne s'accomplissent qu'imparfaitement,
parce que le sang vicié par la rétention de l'acide carbonique et des produits excrémentitiels est devenu impropre
à la nutrition des tissus et à l'entretien des fonctions
organiques dont la déchéance fait jour par jour de rapides
progrès. « Alors, et par suite même de cette dégradation
organique générale, l'être vivant va toujours se diminuant
de plus en plus, jour par jour, lentement, graduellement,
ses organes s'altèrent de telle façon qu'à un moment donné
de son existence, il a subi la suppression du tiers, puis de
la moitié de ses poumons, de son foie, de sa rate, de telle
sorte qu'il a en lui une portion de lui-même vivante et
l'autre morte. Et c'est ainsi que graduellement, parallèle-
ment, il meurt pièce à pièce, molécule à molécule, à
chacun des jours de sa pénible existence ; aussi, quand il
a cessé de vivre, n'a-t-il fait en réalité que cesser de
mourir. » (1) Cette troisième période comme la première,

(1) Michel Peter. Clinique médicale, t. I, p. 260.

nécessite l'emploi de moyens thérapeutiques qui peuvent soulager assurément le malade, mais qui ne peuvent plus, hélas ! remettre le terme fatal à une longue échéance. Ici, comme là, il faut parer au plus pressé et dans ces circonstances, l'hygiène cède le pas à la thérapeutique.

3° Mais il n'en est pas de même de la période intermédiaire de compensation : ici le cœur obligé à un surcroit de travail par la présence même de la lésion, acquiert dans sa force contractile un surcroit d'énergie ; cette suractivité fonctionnelle amène un excès de nutrition ; le cœur, en un mot, s'hypertrophie, comme tous les organes soumis à un travail violent et prolongé. C'est bien avec raison que Traube, dans ce cas, a appelé l'hypertrophie du cœur une heureuse lésion ; heureuse, puisqu'elle rétablit l'équilibre entre la tension artérielle et la pression veineuse ; heureuse, puisqu'elle équivaut à une guérison, sinon définitive, du moins aussi longue que la durée de la compensation elle-même. Lorsque celle-ci est parfaite, la lésion valvulaire est muette, et, n'étaient les signes physiques, jamais on ne soupçonnerait une affection organique du cœur chez un sujet dont toutes les fonctions de l'économie s'accomplissent avec la plus grande régularité. « Nous voyons, dit Trousseau, des individus qui offrent tous les signes physiques d'une affection cardiaque, vivre longtemps sans paraître éprouver de dérangement notable dans leur santé (1). » Quelquefois, surtout dans les classes aisées, la compensation dure bien longtemps et n'est rompue, dans les premiers temps du moins, qu'à la suite d'infraction aux lois de l'hygiène. Les affections organiques du cœur, lorsqu'elles sont exactement compensées, ne sont donc pas des maladies ; le sujet ne souffre pas, ne se plaint de rien,

(1) Trousseau. Clinique médicale, t. II, p. 33.

Baudin.   2

ne demande rien à la thérapeutique. « L'individu atteint d'une lésion orique on valvulaire, dit M. Peter, n'est pas d'abord ni toujours un malade ; il va, vient, participe à la vie commune et joue quelquefois un rôle social très-important. Mais s'il n'est pas un malade, il est, de par sa lésion, dans un état d'imminence morbide continuelle : un acte physiologique exagéré ou émouvant l'expose à des accidents, surtout si sa lésion est cardio-aortique, auquel cas l'éveil peut être donné à la névrose cardiaque (1). » C'est donc au médecin à lui apprendre combien il doit être strictement enchaîné aux lois de l'hygiène ; il faut qu'il sache que le moindre écart de régime peut entraîner pour lui des conséquences graves, et que plus tard la science ne pourra rien pour lui, tandis que actuellement il peut tout pour lui-même. « Les ressources de l'art, dit Sénac à ce propos, sont plutôt entre les mains des malades que dans les pharmacies (2). » Aussi nous ne saurions approuver la conduite peu éclairée de quelques jeunes collègues qui, pour combattre de légères palpitations, s'empressent tout d'abord d'administrer la digitale aussitôt qu'ils ont constaté un souffle au cœur. Qu'ils interrogent avec soin leur malade, et ils ne tarderont pas à se convaincre que la cause de ce léger accident réside tout entière dans une infraction aux lois de l'hygiène, et les palpitations cesseront sans digitale, quand le malade mieux instruit saura se conformer à ces lois. Le rôle du médecin, dans cette circonstance, est donc celui d'un conseiller sévère et d'un ami prudent : il doit apprendre à son client ce qu'il faut faire pour maintenir sur un même niveau les plateaux de la balance, c'est-à-dire pour empêcher la rupture de la

(1) Peter (loc. cit), p. 258,
(2) Sénac. Structure du cœur, liv. IV, chap. IV.

compensation, soit par excès d'énergie, soit par affaiblise-
ment des contractions cardiaques. « Totum, quod Ars
« efficere poterit, » dit Van Swieten, en parlant de la dilatation du cœur, « est ut mali incrementum differat aliqua-
« tenus, et tolerabilem magis vitam reddat miseris. Hoc
« fiet si vita instituatur adeo quieta, ut non fiat major
« motus cordis, quam qui ad vitam continuendam omnino
« est necessarius ; absoluta hinc mentis et corporis quies
« requiritur : Debet ingeri magna copia potus tenuissimi ;
« serum lactis, hydrogala mellita , aquæ spadanæ cum
« lacte, præcipuæ sunt. Cibus parcus, blandus, tenuis,
« repetitis vicibus parcâ quantitate exhibeatur, ut parum
« blandi chyli sanguini misceatur, et omnia stimulantia
« evitanda sedulo (1). »

4° Ce sont ces préceptes hygiéniques si utiles aux cardiopathes que nous allons essayer de développer dans notre
travail. Nous suivrons la division classique des moyens
hygiéniques en sept chefs, et nous examinerons en autant
de chapitres : les Circumfusa, les Applicata, les Ingesta,
les Gesta, les Excreta, les Percepta et les Genitalia.

CHAPITRE PREMIER.

CIRCUMFUSA.

Sommaire : 1º Chaleur et froid. — 2º Climats extrêmes. — 3º Air atmosphérique. — 4º Habitations. — 5º Atmosphère maritime. — 6º Ex-
positions.

1° S'il est certain qu'une chaleur modérée est une condition favorable à l'exercice régulier des fonctions végéta-

(1) Tout ce que l'art pourra faire, ce sera de ralentir jusqu'à un certain point la marche de la maladie et de rendre aux malheureux l'existence plus tolérable. On y arrivera en instituant un genre de vie tel-

tives, il n'est pas moins indubitable que, sous l'influence prolongée d'une chaleur excessive, bien que supportable, certaines de ces fonctions languissent, que d'autres prennent une activité maladive et que l'économie entière, en un mot, s'accommode mal d'un milieu contre lequel elle est sans cesse obligée de réagir. Chacun sait que, sous l'influence d'une forte chaleur artificielle, la circulation s'accélère, que la respiration devient fréquente et anxieuse, que la perspiration pulmonaire s'accroît et que l'exhalation, cutanée devenue plus abondante, ramène par son évaporation l'équilibre de la température rompu par l'action de la chaleur. Quand cet air chaud est saturé d'humidité et que la pression barométrique est accrue en même temps, les perspirations pulmonaire et cutanée sont réduites au minimum, l'hématose s'accomplit imparfaitement et l'on voit se déclarer des accidents graves dont l'asphyxie est le terme ultime.

Chacun sait aussi que, sous l'influence du froid sec, la sécrétion sudorale est annihilée, que la perspiration pulmonaire est considérablement augmentée et que l'hématose devenue très-active, produit un supplément de chaleur animale qui permet à l'individu de résister au froid. Le premier effet du froid appliqué directement sur la peau est de ralentir la circulation capillaire et de diminuer les sécrétions cutanées; et l'exposition directe et prolongée du

lement calme, qu'il ne se produise pas un seul mouvement du cœur qui ne soit strictement indispensable à l'entretien de la vie. Le repos du corps et de l'esprit est donc d'une absolue nécessité. Le malade prendra en abondance une boisson très-légère : le petit lait, l'hydromel et l'eau de Spa coupée de lait sont les meilleures. Que la nourriture soit peu abondante, douce, légère, prise souvent, mais en petite quantité à la fois, afin qu'il ne se mêle au sang qu'un chyle très-léger ; il faut surtout éviter avec soin tous les stimulants. (Van Swieten, Commentaria in Hermanni Boerhaave aphorismos, t. A, p. 266).

corps aux rayons solaires occasionne, outre l'érythème, des congestions cérébrales et des méningites graves. Ce sont là des notions vulgaires que nous avons voulu rappeler en passant et dont les conclusions découlent d'elles-mêmes trop facilement pour que nous ayons besoin d'y insister plus longtemps. Il nous importe davantage de connaître l'action des climats extrêmes sur l'homme et les modifications qu'ils apportent dans l'activité fonctionnelle des organes.

2° Tout d'abord, un fait général d'une grande importance résume toutes les influences climatériques des contrées à température excessive : c'est que dans les pays chauds, les fonctions organiques internes sont affaiblies, tandis qu'elles s'exercent avec une grande énergie dans les pays froids ; c'est que, par contre, les fonctions de la surface externe sont constamment accrues dans ceux-là, et réduites au minimum dans ceux-ci. Ainsi, dans les pays chauds, les sécrétions salivaire, pancréatique, intestinale et rénale sont diminuées, l'activité pulmonaire est moindre, l'hématose est moins parfaite dans un air moins oxygéné, la production de chaleur animale est abaissée et le carbone fourni par les aliments respiratoires n'étant brûlé qu'en partie dans les poumons, est éliminé par le foie, d'où une activité fonctionnelle plus grande de l'appareil hépatique ; l'exhalation cutanée est très-abondante, les fonctions digestives languissantes, la débilité musculaire prononcée, le sang est pauvre en globules et l'on observe une sorte d'étiolement général, d'anémie lente et progressive qui semble être, tant elle est fréquente, une condition nécessaire à l'acclimatement.

Dans les régions tropicales, cette hypoglobulie est parfois sous la dépendance de l'intoxication palustre, mais souvent aussi elle en est indépendante et résulte directement des influences climatériques. Dans les pays chauds, ce sont les affections abdominales qui prédominent ; les maladies de l'appareil respiratoire, sauf la phthisie, y sont positivement rares (1), malgré les variations thermiques nychtémérales parfois considérables. Dans les pays froids, les phénomènes que l'on observe sont d'un ordre tout à fait opposé : ici, les sécrétions internes, sauf celles du foie, sont augmentées ; l'hématose est très-active, la production de chaleur animale est considérable, la digestion est énergique, l'exhalation pulmonaire est abondante, la sécrétion cutanée presque nulle, le sang riche en globules, le système musculaire est développé et la constitution généralement robuste. Dans les climats froids prédominent généralement les phlegmasies respiratoires et les rhumatismes.

Ceci posé, nous pensons que l'action prolongée de l'un ou de l'autre de ces climats ne peut être favorable aux cardiopathes et qu'un climat doux et tempéré est celui qui leur convient le mieux. « Ce qu'il faut au malade du cœur, dit M. Peter, c'est une température modérée, plutôt fraîche que chaude, entre 16 et 20 degrés centigrades. La température trop froide bande trop fortement le système vasculaire périphérique et oppose un trop grand obstacle à l'impulsion d'un cœur lésé ; la température trop chaude débande, au contraire, ce système et ne lui permet pas de résister efficacement à l'action morbide rétroactive de la lésion orique ou valvulaire..... On doit donc déconseiller le séjour dans les climats excessifs en plus ou en moins, en considérant que ceux-ci sont moins nuisibles que ceux-là » (2). Relativement aux climats chauds, leur nocivité se déduit encore des considérations suivantes que nous em-

(1) Dutrouleau. Maladies des Européens dans les pays chauds, p. 143*
(2) Peter (loc. cit.), p. 261.

pruntons à Dutrouleau : « La chaleur aidée d'une pression
presque invariable, d'une humidité et d'une tension électri-
que toujours prononcée de l'atmosphère, a pour effet de ra-
réfier l'air et de causer le sentiment d'étouffement qui résulte
des efforts de respiration nécessaire pour compenser, par
la quantité, la moindre oxygénation de l'air inspiré ; efforts qui n'aboutissent qu'à une hématose imparfaite, à
la fatigue des agents mécaniques de la fonction et à l'exci-
tation continuelle du tissu pulmonaire par un air brûlant,
c'est-à-dire à la débilitation organique et à l'activité morbide » (1). Ajoutons encore que l'anémie spontanée, l'intoxication palustre et la dyssenterie, maladies si communes dans les pays chauds, sont des causes puissantes d'affaiblissement qui peuvent rompre une bonne compensation et provoquer rapidement tous les accidents de la
cachexie cardiaque. Dans un article publié par la *Gazette
des Hôpitaux* (1870, page 47), M. Duroziez, faisant observer
qu'on note souvent la fièvre intermittente dans les anté-
cédents des rhumatisants, ou dans le cours du rhumatisme articulaire aigu, signale les lésions valvulaires
du cœur comme pouvant parfois dépendre du miasme palustre.

Quant aux climats froids, leur influence nocive se déduit, en outre, des considérations suivantes : Les phlegmasies de l'appareil respiratoire si communes en ces pays
sont, pour le cardiopathe, des accidents redoutables qui
retentissent directement sur le cœur en mettant entrave à
la circulation cardio-pulmonaire. De plus, les deux conditions étiologiques qui président à l'éclosion du rhumatisme articulaire aigu, le froid et l'humidité, sont une me-
nace incessante pour ceux qui en ont déjà souffert les at-

____

(1) Dutrouleau (loc. cit.), p. 14.

teintes, et une nouvelle attaque de rhumatisme est souvent
fatale aux cardiopathes, soit parce qu'elle suscite une nouvelle lésion à côté de celle qui existait primitivement, soit
parce qu'elle donne à celle-ci un coup de fouet qui la ré-
veille et la fait galoper. Sans doute, il arrivera parfois que
le malade, pour des raisons de fortune ou autres, sera
dans l'impossibilité de quitter un pays inclément pour
émigrer sous un ciel plus doux ; alors le médecin devra
lui formuler quelques sages conseils qui pourront pallier,
jusqu'à un certain point, les inconvénients du climat :
ainsi le cardiopathe prendra grand soin d'éviter les maladies des voies respiratoires jusqu'aux plus légers rhumes
et jusqu'aux plus légers enchifrènements; jamais il ne s'ex-
posera longtemps aux rayons directs du soleil ; il devra se
préserver de l'humidité et surtout se prémunir contre les
brusques variations de la température. Celles-ci sont une
cause puissante d'aggravation des maladies du cœur et
l'on ne saurait trop insister sur ce point. « Les brusques
variations de la température, dit M. Peter, sont pernicieu-
ses au malade du cœur : soit du chaud au froid, qui peut
rapidement produire une congestion pulmonaire étendue
et redoutable dans ce système où la circulation est si lan-
guissante ; soit du modéré au très-chaud, auquel cas une
brusque dilatation vasculaire périphérique se produit, qui
entraîne une diminution de la tension artérielle et, par
suite, la rupture de l'équilibre circulatoire dans la canalisation vasculo-cardiaque endommagée « (1).

3º L'individu atteint d'une affection organique du cœur
a besoin, plus que tout autre, de respirer un air chimique-
ment pur. Cela se conçoit d'ailleurs facilement, si l'on
songe que l'hématose est nécessairement imparfaite dans

____

(1) Peter (loc. cit.), p. 260.

un air vicié, soit par la modification de proportion de ses
éléments constitutifs (air confiné), soit par l'addition de
nouveaux principes capables par eux-mêmes d'altérer le
sang (oxyde de carbone) ou d'empêcher l'échange gazeux
endosmotique de s'opérer librement dans les poumons.
(Acide carbonique.) Or, lorsque l'hématose est imparfaite,
une partie du sang veineux qui n'a pas subi de révivifica-
tion dans les alvéoles pulmonaires, retourne, chargé
d'acide carbonique, dans le cœur gauche qui le lance au
cerveau. En cet état, il est impropre, ainsi que l'a démontré
Bichat, à l'entretien régulier des fonctions nerveuses. Cette
action non vivifiante du sang veineux sur le système nerveux réagit, par l'intermédiaire de ce système, sur l'innervation du cœur dont les contractions sont altérées dans
leur rhythme et leur énergie, d'où, comme effet consécutif,
l'embarras de la circulation capillaire dans les poumons.
Cette action complexe d'un sang insuffisamment oxygéné
sur l'excitabilité cardiaque, est nécessairement plus rapide
et plus prononcée sur un cœur déjà affaibli et offrant moins
de résistance aux agents de dépression. Aussi les effets de
l'air confiné sont-ils vivement ressentis des cardiopathes
qui, souvent, accusent de la dyspnée dans un endroit où
leur entourage n'éprouve aucune gêne respiratoire. Il est
donc d'une absolue nécessité d'interdire rigoureusement
aux malades du cœur l'accès de ces réunions publiques et
nocturnes où, pendant de longues heures, des centaines de
lumières et des centaines de personnes entassées consom-
ment une énorme quantité d'oxygène et exhalent, sans
parler de l'acide carbonique, des émanations de tous genres
qui vicient rapidement l'air, bien qu'il soit fréquemment
renouvelé. On comprend que nous entendons parler ici
spécialement des spectacles et des bals, mais il va sans dire
que nous ne faisons pas une exception en faveur de ces

tabagies où, l'hiver surtout, la fumée répandue partout comme un épais brouillard, suffoque et prend à la gorge, et où l'on va chercher dans les punch et le jeu des émotions ruineuses et malsaines. Le cardiopathe devra s'abstenir de ces distractions dangereuses et chercher dans une vie calme et rangée des compensations plus dignes d'un être intelligent. *Non enim hilaritate, nec lasciviâ, nec risu, aut joco. comite levitatis, sed sæpe, etiam tristes firmitate et constantiâ, sunt beâti.* » (1).

Ce n'est pas seulement lorsqu'il est altéré dans sa composition que l'air atmosphérique exerce sur l'économie une fâcheuse influence; il peut encore acquérir des propriétés nuisibles lorsqu'il tient en suspension une grande quantité de corpuscules solides ou liquides. L'histoire des corps étrangers solides tenus en suspension dans l'air, nous occupera spécialement quand nous parlerons des professions. Quant aux corpuscules liquides qui y sont suspendus, ils constituent les phénomènes des brouillards sur lesquels nous nous arrêterons un instant. Les brouillards, on le sait, sont formés par des globules aqueux, extrêmement petits, qui troublent la transparence de l'air, lorsque la température de celui-ci, au voisinage du sol, s'abaisse au-dessous de son point de saturation. Cette vapeur vésiculaire renferme parfois une quantité assez considérable d'ammoniaque, ainsi que l'a démontré M. Boussingault, et, dans les pays marécageux, elle ramasse, en se précipitant, les émanations qui s'échappent du sol, et concentre les miasmes dans les couches inférieures de l'air. Quoi qu'il en soit, lorsque cet air saturé d'humidité est introduit

----

(1) Les gens sérieux ne trouvent point leur bonheur dans la gaieté, l'oisiveté, les ris et les jeux, compagnons de la débauche, mais ils le trouvent souvent dans la constance et la fermeté (Cicér. de Finib., I, 2, C., 20).

dans les voies aériennes, le poumon ne peut plus se débar
asser de la vapeur d'eau contenue dans l'exhalation pulmonaire ; de plus, soit à cause de l'ammoniaque, soit à
cause des corps étrangers et des miasmes qu'ils renfer-
ment, les brouillards exercent souvent une action irritante
sur les voies bronchiques. La conclusion se tire d'elle-
même : les cardiopathes doivent prendre grand soin de ne
pas s'exposer aux brouillards.

L'air atmosphérique mis en mouvement, constitue les
vents. Ceux-ci agissent sur l'homme, tantôt en amenant
l'évaporation rapide des liquides répandus sur la surface
de son corps, tantôt en lui faisant respirer un air trop
chaud ou trop froid. Tout le monde connaît les accidents
qui se déclarent, sous l'action du vent, chez un individu
dont le corps est en sueur ou dont les vêtements sont
mouillés par la pluie ; le refroidissement brusque amené
par l'évaporation des liquides à la surface des corps, occasionne des phlegmasies nombreuses et toujours graves.
Ce sont là des notions tellement connues du simple vulgaire, que nous n'aurions pas jugé à propos de nous y arrêter, si elles ne nous avaient fourni l'occasion de ré-
péter encore une fois aux malades du cœur qu'il est pour
eux d'une importance capitale de se soustraire à l'action
de ces agents morbigènes. Ajoutons encore que les vents
Sud-Est qui correspondent presque toujours avec un air
sec et chaud, et les Sud-Ouest avec une température humide et chaude, occasionnent parfois aux malades du
cœur un peu de malaise et de dyspnée. Les vents secs et
froids du Nord et de l'Est occasionnent souvent des grippes
et des bronchites catarrhales. Quant aux principes morbides que les vents peuvent transporter, il n'entre pas dans
notre sujet de nous y arrêter.

Pour compléter l'étude de l'influence du milieu vital sur

les maladies du cœur, il nous reste à dire quelques mots sur l'ozone et l'électricité atmosphérique. On sait que l'ozone ou oxygène condensé, se produit dans l'atmosphère pendant les temps orageux. M. Schœnbein pense que l'apparition dans l'air d'une quantité un peu considérable d'ozone, coïncide toujours avec les épidémies de grippe, et M. de la Rive dit qu'on ne saurait mieux comparer l'action de l'ozone qu'à celle du chlore, et que le résultat constant de l'air ozonisé sur les voies respiratoires est de produire le coryza et la bronchite. L'électricité atmosphérique, la température ambiante et l'état hygrométrique de l'air ont une grande importance dans la production de l'ozone. MM. de Berigny et Richard ont vu que, lorsque la température s'élève, l'ozone suit la même progression. L'électricité acccumulée en excès dans l'air exerce, sur les individus sains, un état particulier d'agitation, de pesanteur et de malaise, et, sous cette influence seule, on voit souvent apparaître de la dyspnée chez les sujets atteints de lésions organiques du cœur. Quoi qu'il en soit, ce sont là des faits purement théoriques, et l'hygiène, malheureusement, ne peut aujourd'hui nous indiquer ni le moyen de ne pas respirer l'air ozonisé, ni celui de nous soustraire à l'influence de l'électricité atmosphérique.

4° Pour ce qui concerne l'habitation, il y a quelques recommandations importantes à faire aux individus atteints de lésions organiques du cœur, et ces recommandations trouvent leur raison d'être dans les faits précédemment exposés touchant les influences météorologiques. Si les intérêts professionnels du cardiopathe l'obligent à habiter une grande ville, il choisira sa résidence dans une rue large et bien aérée ; s'il est libre de choisir entre Paris et la province, il préférera cette dernière, parcequ'il lui sera plus facile d'y trouver réunies à moins de frais les conditions hygiéniques nécessaires à sa santé. Il est, je crois, à peu près inutile de lui recommander de ne pas habiter à un étage trop élevé : chacun de nous, alors même qu'il n'est ni cardiaque, ni emphysémateux, cherche, selon sa position de fortune, à loger le moins haut qu'il peut, et les cardiopathes, suffisamment renseignés par leur étouffement et leurs palpitations, cherchent instinctivement à gravir le moins de marches possible pour se rendre à leur logement. Ils auraient certainement plus de tendance à habiter un rez-de-chaussée qu'un sixième étage, et le médecin aura plus souvent occasion, surtout dans la classe aisée, de les détourner de la première extrémité que de la seconde.

Au point de vue hygiénique, le rez-de-chaussée a des inconvénients : le voisinage immédiat du sol y entretient une humidité continuelle propre à favoriser l'éclosion du rhumatisme, l'air y est moins pur et s'y renouvelle plus difficilement ; le soleil n'y fait que de courtes apparitions, enfin les émanations et les poussières de la rue y pénètrent pour ainsi dire de plein pied. Les entre-sol, dans les grandes villes, ne conviennent pas non plus aux cardiopathes, parcequ'ils sont généralement parquetés, que les murs y sont d'autant plus humides qu'ils sont plus voisins du sol, que le plafond est ordinairement bas, les croisées petites, et que l'air pur y trouve un difficile accès. Le premier étage et le deuxième sont ceux qui offrent les meilleures conditions de salubrité : il faut veiller à ce que les plafonds soient élevés, l'appartement spacieux et bien éclairé et les croisées nombreuses et larges, car, nous le répétons encore, les malades du cœur, plus que personne, ont besoin de respirer à pleins poumons un air aussi pur que possible. Aussi l'habitation dans une campagne, ou au voisinage d'une vaste promenade plantée d'arbres, est-

elle ce qui leur convient le mieux, à condition toutefois
que les arbres ne soient pas assez nombreux pour empêcher
l'accès du soleil et entretenir l'humidité du sol. Dans les
pays à malaria, il faudra veiller avec soin à ce que l'habitation ne soit pas placée au voisinage d'un marais, ou
située sous le vent d'effluves marécageux.

L'air que l'on respire sur les hautes montagnes, bien
qu'il soit vif et pur, ne convient pas aux malades du cœur :
les vents violents qui y règnent, joints à la diminution de
la pression atmosphérique, sont de mauvaises conditions
hygiéniques qui procurent un air moins dense et nécessitent conséquemment une respiration plus active, pour
compenser la moindre oxygénation de l'air. A une hauteur
modérée, ces inconvénients disparaissent et l'habitation
en gagne une grande salubrité. « La résidence dans une
vallée non humide et défendue contre les grands vents,
vaut mieux que celle sur une montagne, en raison de la
plus grande pression et de la densité plus considérable de
l'air (1). » Il faut cependant faire exception pour certaines
vallées des Alpes, des Pyrénées et des Vosges où le goitre
et le crétinisme se développent d'une manière endémique.

5° L'atmosphère maritime présente les conditions suivantes qui en font le milieu le plus salubre que nous con-
naissions : 1° La pression y est plus considérable et l'air
plus dense, puisque, comme le remarque M. Forget, la
hauteur normale du baromètre est basée sur le niveau de
la mer; 2° La température y est plus constante ; « dans les
régions équatoriales, dit M. Rochard (2), la différence
entre le maximum et le minimum d'un même jour, est de
cinq à six degrés sur le continent, tandis qu'en mer elle

(1) Peter (loc. cit.), p. 261.
(2) Rochard. In Nouveau dictionnaire de médecine et de chirurgie
pratiques.

n'excède guère deux degrés. » 3° L'évaporation continuelle qui a lieu à la surface de la mer, fait que la température y est plus fraîche en été et dans les pays chauds; selon M. Michel Lévy (1), « dans la région tropicale l'air qui repose sur les terres fermes est plus chaud de $+ 2°,2$ que l'air qui, loin des côtes, couvre l'océan; l'air continental marque $+ 27°,7$ centigrades, l'air océanique $+ 25°5$ (de Humboldt). »

4° Le froid se fait moins sentir sur mer que sur terre. « La mer occupe la région la plus basse du globe, de là une augmentation de densité de l'air maritime (8 millimètres), et comme la capacité de l'air pour le calorique est en raison de sa densité, c'est une raison de plus pour que le froid se fasse moins sentir, à latitude égale, à la mer que sur terre (2). »

5° « L'humidité est comme la température plus uniforme et plus également répartie dans l'atmosphère maritime (3). » 6° Les orages sont très-rares sur mer et l'atmosphère pélagien ne contient qu'une très-petite quantité d'ozone.

7° L'inspiration continuelle d'un air imprégné de particules salinés, loin d'irriter les muqueuses bronchiques ou digestives, paraît au contraire agir favorablement sur les constitutions débiles; 8° En raison de la pression atmosphérique, dit M. Michel Lévy (4), nous absorbons sur mer, par le même nombre d'inspirations, une plus grande quantité d'oxygène que sur le haut des montagnes, car les quantités d'oxygène inspiré et d'acide carbonique exhalé par les poumons, varient suivant la pression baro-

(1) Lévy. Traité d'hygiène publique et privée.
(2) Id. (Loc. cit.).
(3) Rochard (loc. cit.).
(4) Loc. cit.

métrique. Riche de lumière, ventilé presque incessamment par les brises, pur de toute espèce d'émanations délétères, moins chaud en été et moins froid en hiver, l'air maritime doit peut-être à l'humidité saline qui imprègne ses couches inférieures, des propriétés particulières jusqu'à présent mal appréciées ; il est certain qu'il agit favorablement sur les constitutions molles et lymphatiques, et préservativement contre quelques affections, fait qui ressort de leurs fréquences relatives à terre et sur mer, toutes autres conditions d'ailleurs égales. Quel médecin, s'il a vécu dans les ports de mer et s'il a été souvent embarqué, n'a été frappé de la rareté des maladies de poitrine parmi les gens de la flotte marchande et militaire? La dyssenterie fait peu de ravages à bord des navires de guerre qui visitent le Sénégal, les Antilles, etc., tandis que cette cruelle maladie moissonne, dans ces contrées, nos garnisons de terre. » Il résulte donc de ces considérations, que la résidence sur un navire, avec toutes les ressources du confort et du bien-être matériel, est d'un puissant secours aux malades du cœur et qu'ils peuvent en retirer les plus grands avantages.

L'habitation sur le littoral pélagien participe à la fois des avantages de l'atmosphère maritime et des inconvénients de l'habitat terrestre. Les stations maritimes n'offrent point de caractères généraux, et leur salubrité dépend de certaines particularités auxquelles on doit toujours accorder une grande importance. « L'exposition de la plage, dit M. Rochard (1), la direction et l'élévation des collines qui l'entourent et qui l'abritent plus ou moins complètement contre l'action des vents, la constitution du sol et la nature de la végétation, sont autant de causes

(1) Loc. cit.

qui font varier d'un point à un autre la climatologie des localités maritimes. L'air y est doux, humide, tempéré, quand la brise vient du large ; il est glacial lorsqu'elle a passé sur des montagnes neigeuses ; sec et brûlant, lorsqu'elle a traversé des plaines de sable chauffées par le soleil ; délétère au voisinage des marais. Dans les régions intertropicales, on rencontre à chaque instant sur le littoral d'immenses marécages, où des détritus animaux et végétaux se putréfient dans un mélange d'eau douce et d'eau salée. Ces foyers d'infection se rencontrent surtout à l'embouchure des fleuves...... Il est donc impossible d'assigner des caractères généraux à l'air du littoral. Qu'y a-t-il de commun, par exemple, au point de vue de l'hygiène, entre cet air humide, froid, brumeux, tourmenté par les vents qu'on respire sur les côtes d'Angleterre, et l'atmosphère tiède, limpide, lumineuse et calme, qui baigne le rivage de la Méditerranée, et l'air embrasé, pestilentiel des côtes occidentales d'Afrique ou des plages de Madagascar ? » Le malade du cœur qui voudra fixer sa résidence sur le littoral, pourra donc en retirer certainement un grand bénéfice, à condition qu'il choisisse une plage convenablement exposée, qui soit à l'abri des vents violents, éloignée des marécages, exempte d'humidité et résumant enfin tous les agréments du milieu pélagique, sans avoir les inconvénients de l'habitation continentale.

Pour terminer ce qui concerne l'atmosphère maritime, disons que l'air vif de la mer ne convient pas également à tous les cardiopathes. Ceux qui sont sujets aux palpitations et aux autres accidents nerveux, voient souvent leur maladie s'aggraver après un séjour peu prolongé sur le littoral même le mieux favorisé. M. Lereboullet, médecin du Val-de-Grâce, nous a cité, dans une communication orale, plusieurs cas de ce genre qu'il a eu occasion d'ob-

server. Nous faisons donc des réserves pour les cardiopathes névropathes, en attendant que de nouvelles observations viennent confirmer ou infirmer notre dire.

6° L'exposition d'une maison dans telle ou telle direction, lui donne quelques-uns des caractères du climat
correspondant. C'est ainsi que l'exposition au Nord, prête
à une localité les caractères des pays septentrionaux, et
l'exposition au Sud, les caractères des contrées méridio-
nales. Il est rare que dans une grande ville on puisse tenir
compte de l'exposition de son habitation, mais dans le cas
où l'on en aurait ailleurs toute facilité, il est bon de tracer
succinctement quelques règles fixes d'après lesquelles le médecin pourra conformer ses avis. Dans les pays froids l'exposition au Midi est la plus convenable ; dans les pays
chauds, l'exposition au Nord est préférable. « Dans les
régions intertropicales, dit M. Dutrouleau (1), l'exposition
au Nord ou à l'Est est la meilleure, parce qu'elle permet
l'arrivée directe ou oblique des vents régnants, et procure
de l'ombre pendant la moitié la plus chaude du jour. »
Dans les climats tempérés, si l'on ne peut changer de résidence avec la saison, suivant qu'elle est froide ou chaude,
on peut y suppléer, du moins dans une certaine mesure,
en disposant les fenêtres et les portes sur les faces oppo-
sées de l'habitation, de manière à avoir l'exposition au
Nord ou à l'Est, pendant l'été, et celle au Midi pendant
l'hiver. Dans nos climats, les malades du cœur devront,
autant que possible, éviter l'exposition au Nord-Ouest qui
correspond à la direction des vents humides et froids, et
celle au Sud-Ouest dans la direction de laquelle soufflent
les vents humides et chauds.

(1) Loc. cit.

CHAPITRE II.

APPLICATA.

Sommaire : 1° Vêtements. — 2° Corsets. — 3° Flanelle. — 4° Lits. —
5° Bains. — 6° Lotions.

1° On n'attend certainement pas de nous que nous fassions ici l'histoire complète des vêtements, de leur texture, de leurs propriétés et de leur adaptation aux climats et aux saisons. Toutes ces questions sont traitées longuement dans les ouvrages d'hygiène générale et n'intéressent point d'ailleurs le sujet que nous traitons. Nous nous appliquerons seulement à faire ressortir quelques points particuliers incontestablement utiles aux individus atteints de lésions cardiaques compensées. Il n'est pas seulement d'une grande importance pour les malades du cœur de se soustraire aux intempéries des saisons, ils doivent encore et surtout apporter beaucoup de prudence dans le choix de leurs vêtements, au moment des transitions saisonnières. Au commencement du printemps, il y a souvent dans nos climats des variations thermiques assez accentuées d'un jour à l'autre : aux journées tièdes et belles de la saison qui commence, succèdent parfois les soirées froides et brumeuses de la saison qui s'en va. De même, à la fin de l'automne, à des journées encore printanières, succèdent parfois des soirées glaciales et pluvieuses annonçant l'approche de l'hiver. A ces deux époques de l'année, les maladies broncho-pulmonaires sont très-fréquentes, et les cardiopathes devront chercher avec soin à se mettre à l'abri de ces éventualités. Pour cela il est nécessaire que d'une part, au commencement de la belle saison, ils ne quittent leurs vêtements d'hiver, ni trop tôt, ni trop brusquement et que d'autre part, à la fin de l'automne, ils ne tardent pas trop à s'en revêtir. Dans les régions intertropicales, le brusque écart entre la température du jour et celle de la nuit nécessite aussi parfois l'emploi des vêtements supplémentaires ; c'est une précaution hygiénique dont les malades du cœur, en ces pays, ne devront jamais se départir, surtout lorsque leurs plaisirs ou leurs occupations les appelleront dehors au commencement de la nuit. Quelles que soient d'ailleurs la saison et la contrée, ils ne devront jamais garder longtemps sur eux des vêtements mouillés par la pluie ou transpercés par la sueur ; c'est une recommandation importante que nous avons déjà faite et que nous croyons utile de rappeler en passant. Pour des raisons faciles à saisir et que nous ne rappelons pas, afin d'éviter les redites, les femmes atteintes de lésions valvulaires du cœur, devront renoncer complètement à se découvrir les bras et la poitrine, à *se décolleter,* comme l'on dit vulgairement.

En général, les vêtements doivent être suffisamment larges pour n'exercer sur une partie quelconque du corps aucune constriction capable d'entraver la circulation veineuse ou de comprimer des organes importants. C'est dire que nous proscrivons l'emploi des cols et des cravates qui ne laisseraient pas au cou la liberté entière de ses mouvements.

2. Quant au corset, cet instrument de torture que les femmes ont inventé pour s'amincir la taille, leur emploi est tellement repandu de nos jours que nous ne pouvons nous empêcher d'en dire quelques mots, sinon pour les défendre d'une manière absolue, du moins pour essayer d'en contenir l'usage dans de sages limites. Que n'a-t-on pas écrit sur ce sujet, surtout depuis un siècle ? Que d'encre n'a-t-on pas versé pour empêcher les femmes de s'infliger un supplice plus nuisible à leur santé que profitable

à leur beauté! En vain, les moralistes leur ont montré que leurs charmes n'avaient rien à gagner d'être ainsi comprimés dans cet étau de baleines et de fer; en vain Jean-Jacques leur a-t-il dit « qu'il n'est point agréable de voir une femme coupée en deux comme une guêpe (1) » ; en vain les médecins leur ont-ils signalé les dangers sans nombre qui résultent de l'abus de cet instrument barbare : partout et toujours la coquetterie a triomphé de la raison ; moralistes et médecins ont prêché dans le désert et leur voix a été étouffée par la voix plus puissante de ce despote aveugle et bizarre qu'on appelle *la mode*. Aujourd'hui le bon sens a perdu ce procès définitivement et sans appel ; il n'y a plus à lutter contre l'entêtement féminin, et tout ce que le médecin peut encore faire, c'est de tolérer l'usage et de réprouver l'abus. L'abus existe quand le corset, serré à outrance, refoule les viscères abdominaux et comprime les parois thoraciques au point de gêner le jeu des côtes et du diaphragme. Alors, et par suite même de cette compression, les poumons ne se dilatent qu'incomplètement, par conséquent le champ de l'hématose est diminué ; le cœur, pressé de toutes parts, ne peut se mouvoir qu'avec peine, par conséquent la circulation est ralentie, et l'on observe alors des congestions pulmonaires et cérébrales, ayant pour cortége la dyspnée, les palpitations, les syncopes et les hémoptysies. « Dans la poitrine et au-dessous des seins, dit M. Réveillé-Parise (1), se trouvent le cœur et les poumons. C'est par ces organes que s'exécutent la circulation du sang et la respiration ; c'est là, en un mot, où sont les racines de la vie. Or, je vous demande ce qui doit arriver quand on rétrécit la cavité qui les contient,

(1) Emile. Livre V.

(2) Réveillé-Parise. Hygiène du corset, in *Gaz. méd.* de Paris, 2ᵉ sér., t. IX et X.

quand on limite leur force d'action d'après les exigences impérieuses du corset? » Nous n'avons fait mention que des accidents qui surviennent du côté des appareils respiratoire et circulatoire qui nous intéressent ici particulièrement; mais les médecins qui ont traité ce sujet, entre autres M. Bouvier (1), ont noté encore des troubles graves de la digestion et de la menstruation, dus à l'abus du corset, et nous avons trouvé dans une thèse inaugurale (2) des cas de cancer de la mamelle rapportés par l'auteur à la même cause. Est-ce à dire que tous ces faits soient de la plus scrupuleuse exactitude? Nous ne le pensons pas, mais en faisant la part des faits exagérés ou mal interprétés, il n'en est pas moins incontestable que l'abus du corset produit des accidents redoutables, principalement chez les femmes qui portent en elles le germe de quelque affection cardiaque ou pulmonaire. « On ne gêne pas impunément le corps humain dans ses organes et ses fonctions; c'est porter un défi à la nature, qui, tôt ou tard, s'en venge cruellement (3). On a accusé le corset de produire souvent des déviations de la taille et de favoriser le développement de la tuberculose pulmonaire; ce qu'il y a de certain, c'est que c'est là une des causes principales de maladies chroniques telles que la chlorose, les gastralgies et les aménorrhées. « Une chose très fâcheuse, c'est que les incommodités, les maladies, les conséquences assurées de l'abus du corset ne sont jamais immédiates ; elles se préparent à la longue, dans la profondeur d'organes constamment pressés et meurtris. Parce que le corset ne tue pas comme l'arsenic, donc il est innocent ; il n'est pas de

(1) Bouvier. Etudes historiques et médicales sur l'usage du corset, in Bull. de l'Acad. de méd., t. XVIII.
(2) Hardy (H.3). Th. de Paris, 1824, n° 240.
(3) Réveillé-Parise (loc cit.).

syllogisme plus meurtrier. Le médecin seul, qui a la vue longue de l'expérience, prévoit les accidents à venir ; qui est-ce qui l'écoute ? Il avertit, il prévient, mais sa voix n'est-elle pas tout à fait celle de Cassandre ? Il en est ici comme de la raison ; le médecin propose et la mode dispose ; la folie a prononcé l'arrêt et il s'exécute tous les jours (1).

Maintenant que nous avons parlé de l'abus du corset et que nous en avons montré les dangers indéniables, nous allons dire quelques mots de son usage et rechercher à quelles conditions il peut être inoffensif. D'après Réveillé-Parise, il n'est jamais sans danger : « Un corset prenant exactement l'ensemble du corps, sans trop l'étreindre et le comprimer, sans nuire à la croissance et au développement, sans produire d'accidents, je dis que de pareils corsets n'existent pas ; cette pierre philosophale du corset modèle ne se trouvera jamais, quoi qu'on fasse. La grande question hygiénique, le *corset sans danger*, est et restera probablement insoluble. » Nous ne sommes pas de cet avis, et nous pensons que le corset ne peut avoir de graves inconvénients s'il se borne à tenir, vis-à-vis des seins, les promesses de la devise qu'on lui prête (2), s'il soutient la taille sans comprimer les organes sous-jacents, enfin s'il ne gêne en aucune façon l'ampliation du thorax. Il est donc évident, comme le dit Réveillé-Parise, « que tout gît dans le degré de constriction donné à la cruelle machine appliquée au corps délicat d'une femme ; » mais, ajoute-t-il, « de deux choses l'une : ou le corset est peu serré, dès lors, quel est son usage ? ou bien il serre et comprime avec force. Alors son emploi est évidemment dangereux;

(1) Id. Loc. cit.

(2) Je contiens les superbes, je soutiens les faibles et je rappelle les égarés. (In Réveillé-Parise, loc. cit.)

'in'y a pas moyen de sortir de ce terrible dilemme (1). »
Ce dilemme n'est pas aussi terrible qu'il paraît l'être de
prime abord, et nous pensons qu'il est au contraire possible d'en sortir assez facilement. D'abord le corset n'a pas
pour usage unique et exclusif d'amincir la taille ; il est
vrai que beaucoup de femmes l'emploient principalement
dans ce but ; mais il est également vrai que beaucoup
d'autres plus raisonnables en retirent de grandes commo-
dités, sans pour cela se soumettre à une constriction exagérée. Voici, d'après Becquerel (2), quelles sont les circonstances qui militent en faveur du corset : « A mesure
que la femme se développe, les seins s'accroissent, prennent du volume et ont besoin d'être soutenus. De plus,
lorsqu'une grossesse et un accouchement, et, à plus forte
raison, plusieurs, sont venus déformer la taille, les seins
et l'abdomen de la femme, il y a nécessité indispensable
d'y remédier par quelque moyen artificiel, afin de rame-
ner ces parties à un état aussi semblable que possible à
celui dans lequel elles étaient auparavant. Devons-nous
encore ajouter qu'il faut tenir un peu compte des idées
répandues et admises sur la beauté des formes de la
femme ? Il est enfin une autre considération non moins
importante, c'est que les femmes, dans notre état social
actuel, menant une existence sédentaire et exerçant peu
leur système musculaire, sont, en général, débiles et ne
peuvent rester longtemps debout ou faire de longues cour-
ses sans se fatiguer... C'est cet appui solide, auquel on a
donné le nom de corset, qui sert à soutenir le tronc et le
corps de la femme, l'empêche de s'affaisser et s'oppose à ce
qu'elle ressente aussi aisément la fatigue. » Ajoutons en-

(1) Réveillé-Parise, loc. cit.
(2) A. Becquerel. Traité élémentaire d'hygiène privée et publique,
p. 506.

core que le corset, même lorsqu'il est peu serré, procure aux femmes un autre avantage auquel elles attachent un grand prix : on sait que les pièces nombreuses dont se compose la toilette féminine se nouent, par des cordons, autour de la taille ; lorsque les femmes n'ont pas de corset, ou bien ces cordons ne sont pas serrés suffisamment, et alors les vêtements se maintiennent mal, ou bien ils le sont assez, et alors les femmes se plaignent de ce que *les cordons leur entrent dans la chair*. Avec le corset, au contraire, cette alternative n'existe pas et les cordons sont noués par-dessus, sans creuser un sillon autour de la taille et sans occasionner par conséquent aucune douleur. En résumé, nous dirons que si l'abus du corset a de graves inconvénients pour les femmes bien portantes, à plus forte raison doit-il en avoir pour celles qui sont affectées de lésions organiques du cœur. A celles-ci, on doit interdire, d'une manière expresse et formelle, l'usage de ces grands corsets cuirassés dans lesquels la taille est sanglée, meurtrie, comprimée et, pour ainsi dire, laminée. Nous pensons que l'on peut, au contraire, permettre, même aux cardiopathes, l'usage d'un corset petit, souple et sans buscs d'acier, à condition qu'il soit fort peu serré et qu'il ne gêne en rien les mouvements de la respiration, surtout pendant le travail de la digestion,

3° Il est utile de conseiller aux malades du cœur l'usage habituel de la flanelle sur tout le corps. Les tissus de laine sont, on le sait, essentiellement isolants; témoin ce fait vulgaire qu'on s'en sert l'été pour conserver la glace. Il est donc facile de comprendre comment ils agissent préservativement contre le froid extérieur, aussi bien que contre la chaleur ambiante. Mais leur action sur l'économie ne se borne pas là : Nous avons dit plus haut que l'effet du froid sur la peau était de diminuer l'activité sécrétoire de cette membrane au profit de l'exhalation pulmonaire dont l'abondance vient alors compenser l'insuffisance de la perspiration cutanée. Cette suractivité des fonctions du poumon rend l'appareil respiratoire très-impressionnable aux agents morbifiques et crée pour les individus prédisposés, une cause occasionnelle puissante des maladies de cet appareil. Or, nous avons insisté sur l'importance majeure qu'il y a pour les cardiopathes d'éviter jusqu'aux plus légères de ces maladies, et c'est pourquoi nous leurs conseillons l'usage des tissus de laine en contact direct avec la peau, comme un moyen prophylactique d'une grande utilité. En effet, la flanelle agit sur l'enveloppe cutanée en augmentant son activité sécrétoire, et, par conséquent, en réduisant proportionnellement l'exhalation pulmonaire, en vertu de la loi de balancement de ces fonctions organiques. L'usage des gilets et des caleçons de flanelle, mettra donc le cardiopathe dans d'excellentes conditions pour éviter les rhumatismes et les bronchites à répétition, et c'est principalement dans les pays froids et dans la saison froide que cette précaution hygiénique lui rendra de grands services. « Les maladies du cœur, dit M. Graux (1), ont pour première et fâcheuse conséquence, des arrêts de sang dans le système circulatoire des poumons ; mais à quelle époque se présentent-ils le plus souvent, ces arrêts de sang, ces cyanoses du visage, ces orthopnées effrayantes ? C'est pendant l'hiver, pendant les saisons froides, humides. Je sais bien qu'alors un gilet de flanelle ne guérira pas la maladie du cœur, mais je sais que l'influence de son application sur la peau, de prévenir ou de modérer l'action de la cause qui détermine ces acci-

(1) Graux, apud Fiévée. Etude de l'action de la flanelle en contact direct avec la peau, etc., page 43.
(2) Becquerel. Loc. cit.

dents y contribuera, et par conséquent sera utile et salutaire. » L'usage des tissus de laine sur la peau rendra aussi des services aux malades du cœur qui habitent les pays chauds, parce que ces tissus, dit Becquerel (2), « isolent le corps et le soustraient à la température élevée de l'atmosphère ambiante. Ils servent en même temps à préserver l'homme des différences considérables de tempé-rature qui existent entre le jour et la nuit, et du froid assez intense qui règne pendant cette dernière. » De plus, ils entretiennent autour des corps une température tou-jours uniforme. « On trouve dans nos Antilles, dit M. Rufz (1), toute proportion gardée, plus de personnes qui portent des gilets de flanelle que dans les contrées les plus froides. Cette précaution pour isoler le corps, le mettre à l'abri de l'évaporation et entretenir autour de lui une température toujours égale a paru si nécessaire que les nations française et anglaise l'ont adoptée pour leurs soldats. » — « L'effet avantageux de la flanelle, dit M. Seutin (2), est d'absorber les produits de la respiration et d'empêcher que, quand l'individu reste en repos, le froid du linge ne vienne agir d'une manière répercussive, Lorsqu'on reste en repos après un travail fatigant, après une course, en est infiniment moins sujet aux accidents quand on a de la laine sur le corps, que quand on n'en a pas. Cela se vérifie tous les jours. » Aussi comme le dit M. Saint-Vel (3), « La suppression de la transpiration par courants d'air et par le moindre abaissement de tempéra-ture, détermine si souvent du rhumatisme musculaire, de

(1) Rufz. Etudes statistiques et historiques sur la population de la Martinique, t. II. Immigrations européennes.

(2) Seutin, apud Fiévée. Loc. cit., p. 45.

(3) Saint-Vel. Hygiène des Européens dans les climats tropicaux, etc., p. 25.

la fièvre et des affections catarrhales, que l'usage de la flanelle est conseillé dans les pays chauds pour prévenir cette
cause si fréquente de maladies. » On a dit que l'usage prolongé de la flanelle occasionnait des névralgies intercos-
tales et musculaires; (Fiévée, Lombard), nous ne croyons
pas à l'exactitude de ces allégations qui reposent, ce nous
semble, sur des faits peu nombreux et peu probants. On
a dit aussi qu'il produisait parfois des palpitations de
cœur; on pourrait s'expliquer cet effet chez les individus
doués d'une constitution robuste et d'un tempérament
sanguin, en admettant que la flanelle favorise l'afflux du
sang dans les vaisseaux capillaires de la peau, exagère
ainsi la circulation générale et occasionne conséquemment
des cardiopalmies. Quoiqu'il en soit de cette explication,
l'expérience a montré que l'usage de la flanelle ne conve-
nait pas aux individus dont nous parlons, et pour notre
part, nous sommes assez disposé à voir dans la pléthore
sanguine une contre-indication à l'emploi des tissus de
laine en contact direct avec la peau.

4° Pour ce qui concerne le lit, l'hygiène ne nous offre
que peu d'indications spéciales et particulièrement applicables aux maladies du cœur. Ces indications peuvent se
formuler ainsi : Tout d'abord, il faudra éviter un coucher
trop moëlleux et trop chaud; il peut arriver en effet, que
la chaleur excessive du lit provoque de légères congestions
cérébrales, et peut-être est-ce là la cause de ces rêves
effrayants qui réveillent en sursaut les cardiopathes plusieurs fois dans la même nuit.

La tête doit être maintenue un peu haute, pour favoriser
la circulation veineuse céphalique; les oreillers seront gar-
nis de crin et non de plumes. En second lieu, le lit ne devra pas avoir de rideaux, ou bien ceux-ci seront assez lar-
gement écartés, pour que l'air puisse circuler librement et

se renouveler facilement. Enfin, il ne faudra pas appuyer le lit immédiatement contre un mur, surtout si celui-ci est humide, mais laisser entre eux, principalement dans les étages inférieurs, un intervalle suffisant pour que l'on n'ait rien à craindre de l'humidité du sol qui imbibe le mur par capillarité.

5° Les bains ne sont utiles aux malades du cœur que sous certaines réserves et à de certaines conditions. Disons tout d'abord, que les bains trop froids (+ 15° c. et au-dessous) ou trop chauds (+ 35° c. et au-dessus), non-seulement ne leur conviennent pas, mais peuvent encore, dans quelques cas, leur être excessivement funestes. « En enlevant le calorique, à la périphérie, écrit M. Oré (1), le froid refoule les fluides circulatoires à l'intérieur, ou plutôt, par cette sorte de constriction qu'il exerce sur le tissu de la peau et les vaisseaux voisins, peut-être aussi en condensant les liquides qui les parcourent et ralentissant aussi leur marche, il accumule le sang dans les vaisseaux internes. De là, l'activité plus grande des organes profonds, la force augmentée du cœur qui cherche à surmonter l'obstacle qui gène son impulsion, et établit bientôt une réaction de dedans en dehors. » Aussi, les bains trop froids, en enlevant au corps une trop grande quantité de calorique, affaiblissent et ralentissent les battements du cœur, chassent le sang de la périphérie, le refoulent vers les parties internes et donnent lieu à des congestions viscérales d'autant plus intenses, que l'immersion a été plus longtemps prolongée, et que la réaction a tardé davantage à s'établir. Les bains trop chauds agissent en sens inverse, et attirent les liquides à la périphérie ; sous leur influence, le cœur

(1) Oré. In Nouveau dictionnaire de médecine et de chirurgie pratique, art. Bains.

bat plus vite et plus fort ; les mouvements respiratoires augmentent, en un mot, la circulation générale est accélérée. « Lorsque leurs effets sont prolongés, dit Becquerel (1), ils peuvent déterminer dans divers organes, soit des congestions, soit même des hémorrhagies. En pareil cas, ce sont spécialement des congestions ou des hémorrhagies pulmonaires ou cérébrales qu'on observe. » Ainsi, lorsqu'ils sont de courte durée, les bains trop chauds ou trop froids sont des stimulants énergiques ; lorsqu'ils sont prolongés, ils diminuent, au contraire, l'énergie des forces vitales, ils sont hyposthénisants. « L'action des bains, dit E. Ossian Henry (2), est éminemment variable suivant les conditions de température et de durée ; ils peuvent conduire aux mêmes résultats en produisant des phénomènes physiologiques tout à fait distincts. Aussi, un bain très-chaud et un bain très-froid, pris tous deux pendant un temps très-court sont révulsifs : le premier, d'une manière directe, c'est-à-dire qu'il exerce son action sur la circulation générale et transmet son effet du centre de l'économie à la périphérie ; la couleur rouge des téguments indique parfaitement cette injection des vaisseaux capillaires. Le bain très-froid, au contraire, cause un effet tout différent : l'action est répercussive ; il y a d'abord reflux du sang des parties externes au centre de l'organisme ; la décoloration de la peau et des muqueuses en est la meilleure preuve. Si on prolonge ces deux bains, ils deviennent hyposthénisants ; le bain très-chaud par une congestion trop longue, le bain très-froid, par un arrêt de la circulation. » Ce que nous avons dit suffit pour faire prévoir quels fâcheux accidents pourraient immédiatement survenir chez un cardia-

<hr>

(1) Becquerel. Loc. cit., p. 538.

(2) E· Ossian Henry. Essai sur l'emploi médical et hygiénique des bains. Thèse de Paris, 1853.

que prédisposé aux apoplexies ou affecté d'anévrysme aortique et qui se soumettrait à l'action d'un bain trop chaud ou trop froid. Le médecin devra donc éclairer son malade à ce sujet, et, pour les mêmes raisons, il ne lui prescrira jamais les bains de vapeurs.

Compris entre 30 et 35° c., les bains tièdes ne sont ni toniques, ni débilitants, mais essentiellement hygiéniques. Ils débarrassent la peau des produits concrets de l'exhalation cutanée, rendent cette fonction plus facile et exercent, sur le système nerveux central, une autre action sédative, et sur l'appareil circulatoire une action régulatrice. Les cardiopathes peuvent donc en user à loisir, à condition cependant de ne pas trop en prolonger la durée, car ils en obtiendraient alors un effet débilitant.

Les bains frais que l'on prend en pleine eau, dans la saison chaude et dans les pays chauds, ont généralement une température comprise entre 15 et 30° c. Lorsque la durée en est peu prolongée, ils sont toniques et sédatifs ; ils diminuent l'excitabilité des fonctions qui s'exécutent avec trop d'énergie, réveillent celles qui languissent et rétablissent l'équilibre entre les unes et les autres. Plus ils sont prolongés, plus ils produisent de la débilité. Les malades du cœur pourront en user, à condition qu'ils soient de courte durée et qu'ils ne soient pas accompagnés de l'exercice de la natation. En effet, les bains frais agissent d'autant mieux, qu'ils sont plus tôt suivis d'une réaction facile et franche ; or, celle-ci s'établit d'autant plus vite que les mouvements exécutés dans l'eau ont été plus nombreux ; mais comme ces mouvements procurent aux cardiopathes de la fatigue et de l'essoufflement, ils devront conséquemment se priver de la natation et ne pas prolonger la durée de leur bain.

Les bains de mer, en tant que bains frais, possèdent les

mêmes propriétés toniques que les bains d'eau douce,
mais ils sont de plus stimulants, grâce aux matières
salines tenues en solution dans l'eau, grâce aussi au mouvement des lames qui renouvellent sans cesse le liquide
autour du baigneur. « Si à l'action de l'eau froide, dit le
professeur Oré (1), vient s'ajouter celle de la pression
exercée par la lame, soit dans l'eau courante d'une rivière,
et à plus forte raison dans la mer, on comprendra que la
destruction du calorique sera plus complète, l'eau se
renouvelant à chaque instant, et que son action tonique
sera plus énergique. » Les bains de mer tirent en outre
de nouvelles propriétés bienfaisantes des avantages de
l'atmosphère maritime dont nous avons parlé plus haut.

Ils peuvent donc être utiles aux malades du cœur, sous
les réserves que nous avons faites, et toujours à condition
qu'ils ne soient pas accompagnés de l'exercice de la natation et que la durée en soit courte. Un motif d'un autre
genre vient encore ici justifier ce dernier conseil : on sait
que le corps plongé dans l'eau supporte une pression plus
forte que dans l'air, puisque au poids de la colonne d'air
atmosphérique vient s'ajouter le poids du liquide environ-
nant; or, ce dernier poids est plus considérable dans l'eau
de mer que dans l'eau douce, puisque celle-là est plus
dense que celle-ci. Aussi, quand le bain de mer est trop
prolongé, cet excès de pression finit par causer une gêne
respiratoire, une angoisse épigastrique excessivement pénible aux individus atteints de lésions organiques du cœur.
Relativement aux autres conditions qui contribuent à
rendre les bains de mer encore plus favorables, le professeur de Bordeaux formule quelques conseils que nous
croyons utile de transcrire ici : « 1° On ne doit que rarement se baigner dès son arrivée, ou même dès le lendemain

(1) Oré. Loc. cit.

de son arrivée au bord de la mer... Il est convenable en effet de laisser l'organisme se préparer aux modifications que va lui imprimer le contact d'un milieu nouveau (Gaudet). 2° C'est de dix heures à cinq heures du soir, à la marée montante, que les valétudinaires et les personnes faibles devront se baigner de préférence. On évitera de se baigner le soir, après le coucher du soleil, et plus encore de grand matin, surtout au sortir du lit, ou peu d'instants après. L'humidité de l'atmosphère, aux temps extrêmes de la journée, se joignant à la température basse de l'air et de l'eau, ne peut guère favoriser la réaction dans le premier cas. Dans le second, les papilles de la peau ayant été épanouies, en quelque sorte, par la chaleur du lit, cet organe sera trop sensible au froid. » (1)

6° Les lotions froides ont pour résultat immédiat de stimuler les vaso-moteurs cutanés et d'activer par conséquent la circulation périphérique d'abord, la circulation générale ensuite, par une action exercée de proche en proche, des vaisseaux externes sur les vaisseaux internes. Elles exercent sur l'organisme une action générale tonique et vivifiante, favorisent l'activité des grandes fonctions de la circulation, de la digestion, et de l'absorption, et conviennnent admirablement aux cardiopathes anémiques. M. Peter « conseille ordinairement les lotions froides faites d'abord avec l'éponge simplement imbibée et non ruisselante, sur la partie antérieure du corps, les premières fois, et non sur la partie postérieure qui est beaucoup plus vivement impressionnée par l'eau froide, particulièrement le dos. Au bout de quelques jours on fait ces lotions sur tout le corps, en commençant toujours par la partie antérieure et supérieure du tronc ; enfin, quelques

(1) Oré. Loc. cit.

Baudin.   4

jours plus tard encore, lorsque la peau est suffisamment
apprivoisée, et le malade aussi, on fait ces lotions à l'é-
ponge ruisselante, les deux ou trois premières epongées
étant exprimées toujours sur la partie antérieure du corps. »
Pour stimuler la peau davantage, M. Peter conseille en
outre d'ajouter un dixième d'alcool à l'eau de la lotion ;
cette pratique nous paraît assurément excellente, mais
nous ne pensons pas qu'elle convienne également à tous
les malades du cœur. Nous croyons par exemple qu'il faudrait en être réservé vis-à-vis des sujets atteints de lésions
aortiques et chez lesquels le saisissement du froid pourrait
sidérer le plexus cardiaque et occasionner ainsi des accidents plus ou moins graves.

Nous ne dirons rien de l'hydrothérapie et des bains
d'eaux minérales, parce que ce sont des agents thérapeutiques, et en parler serait sortir des cadres de notre sujet.

CHAPITRE III.

INGESTA.

Sommaire : 1° Aliments en général. — 2° Aliments solides. —
3° Boissons.

1° L'alimentation joue un grand rôle dans l'hygiène des
maladies du cœur. D'un côté il faut qu'elle suffise à l'entretien et à la réparation des forces vitales ; d'un autre
côté, il ne faut pas qu'elle fournisse à l'économie des matériaux capables d'exalter l'énergie de ces mêmes forces.
Si l'on néglige la première de ces données, la compensation sera rompue en moins ; si on néglige la seconde, elle
sera détruite en plus. Le problème est donc contenu tout

entier en ces deux termes : soutenir suffisamment les forces
du cœur, et ne pas les exagérer. La première indication
sera remplie, si le cardiopathe use d'une alimentation saine
et réparatrice ; la seconde, s'il évite les excès de table
ainsi que l'usage de mets abondants et peu digestibles. Il
ne devra donc pas se surcharger l'estomac d'une grande
quantité d'aliments ingérés en une seule fois, mais faire
plutôt des repas légers, sauf à en augmenter le nombre,
si le besoin s'en fait sentir. En effet, quand l'estomac est
trop chargé d'aliments, le grand cul-de-sac distendu refoule le diaphragme de bas en haut; or, celui-ci étant,
comme l'on dit, l'oreiller du cœur, on comprend facilement
que le cœur soit gêné dans de semblables conditions par
la diminution de l'espace où il se meut normalement. A
part cette cause toute mécanique et qui suffit à rendre
compte des palpitations et de la dyspnée qu'éprouvent les
cardiopathes après un repas trop copieux, il en est une
autre toute physiologique qui concourt à expliquer les
mêmes phénomènes. Nous voulons parler de ce mouvement fébrile qui accompagne le travail de la digestion et
qui est d'autant plus intense que les matériaux nutritifs
qui subissent l'élaboration stomacale] sont en plus grande
quantité. Cette accélération de la circulation, cette *fièvre
digestive*, comme on pourrait l'appeler, n'est pas sans
danger pour un cœur susceptible, surtout quand ce cœur
est affecté à l'orifice ventriculo-aortique d'une lésion qui
sommeille. Tous les médecins savent qu'une mort subite
ou rapide est la conséquence fréquente de l'insuffisance
des valvules sigmoïdes, et, en général, de toutes les maladies de l'aorte. Que cette mort subite arrive par asphyxie
ou par syncope, qu'elle soit le résultat de l'irritation des
filets du pneumogastrique compris dans la lésion cardiaque, laquelle irritation pourrait avoir été provoquée par

un trouble fonctionnel dans les ramifications gastriques du même nerf, ou bien qu'elle arrive par un mécanisme qui nous échappe, peu nous importe : ce qu'il y a de certain, c'est que les excès de table sont une cause occasionnelle qui peut entraîner ce fâcheux résultat. M. Peter, dans sa clinique médicale, rapporte deux cas de mort subite après un repas trop copieux; Morgagni en rapporte un autre exemple dans sa vingt-sixième lettre et il ne nous paraît pas douteux que l'on puisse colliger beaucoup d'observations analogues, en consultant les auteurs qui ont plus spécialement traité les questions de la mort subite. Nous dirons donc avec M. Peter : « Eviter les excès de table est d'une prudence élémentaire. »

2° Mais il ne suffit pas seulement de veiller à la quantité des aliments ingérés ; il faut encore s'occuper de leur nature et de leurs qualités. En général les malades du cœur doivent user d'une nourriture substantielle, digestible et peu excitante. Les œufs, la volaille, les poissons à chair blanche, les viandes de mouton, d'agneau et de veau leur conviennent dans tous les cas. Ils ne doivent que très-rarement faire usage d'aliments fortement épicés ou de chairs indigestes, telles que celles du homard et du porc. Relativement aux préparations culinaires, les meilleures pour eux sont le grillage, le rotissage et la cuisson au four; ils devront rejeter complètement la charcuterie et les salaisons. En fait de légumes, ils devront choisir de préférence ceux qui ne donnent pas lieu à un grand dégagement de gaz dans l'estomac; les champignons, les radis, les truffes doivent être rejetés comme étant d'une digestion trop difficile. Les végétaux herbacés, les racines et les fruits doivent être admis ou écartés suivant les sympathies stomacales, c'est-à-dire suivant que l'estomac les digère bien ou mal. Enfin les patisseries sont généra-

lement lourdes, et les fromages frais et non salés, tels
que ceux de Neufchàtel et de Gervais, sont plus nourris-
sants et plus facilement digestibles que les fromages salés
et fermentés, tels que le roquefort. Ce choix scrupuleux des
aliments est d'ailleurs tout entier résumé dans cette recommandation de Van Swieten : « Cibus parcus, blandus,
« tenuis, repetitis vicibus parcâ quantitate exhibeatur, ut
« parum blandi chyli sanguini misceatur, et omnia stimu-
« lantia evit anda sedulo.

3° Les boissons, comme les aliments solides, doivent
être pris également en petite quantité à la fois. L'ingestion
immodérée des liquides, en augmentant la masse du sang
à mouvoir, nécessite de la part du cœur un surcroît de
travail dynamique, et si le cœur est dans l'impossibilité
de se mettre à la hauteur de ce travail, l'équilibre circulatoire se trouve rompu et la compensation est nécessairement détruite. Nous pensons donc qu'il serait dangereux,
dans la circonstance, de suivre ce conseil de Van Swieten :
« Debet ingeri magna copia potûs tenuissimi, » et qu'il
est au contraire nécessaire aux malades du cœur d'apporter une grande sobriété dans les boissons.

De tous les aliments liquides, le bouillon, le lait et le
chocolat sont ceux qui conviennent le mieux. Pendant les
repas, la meilleure boisson est un peu de vin de Bordeaux
coupé avec une eau ferrugineuse ou une eau alcaline. Les
alcooliques, sous quelque forme que ce soit, sont perni-
cieux aux individus atteints de lésions cardiaques : Nous
n'avons pas besoin de faire ici l'énumération des accidents
multiples et variés de l'alcoolisme chronique; nous rappellerons seulement que c'est là une des causes les plus
puissantes de l'athérome des vaisseaux et de la stéatose du
cœur. Quant aux accidents aigus provoqués par l'abus pas-
sager des liqueurs fortes, on sait qu'ils consistent en des

phénomènes d'exaltation primitive et de dépression con-
sécutive qui ont lieu sur le territoire des fonctions encéphaliques, et qui de là, retentissent directement sur l'organe central de la circulation. « Le malade du cœur, dit
M. Peter, devra s'abstenir absolument, même sous prétexte de se tonifier, de tout excès alcoolique; ceux-ci ne
déprimant pas seulement les forces et en particulier la circulation, au moment de la débauche, mais entraînant
matériellement une usure organique générale et la cadu-
cité prématurée de la canalisation cardio-vasculaire » (1).
Par liqueurs alcooliques il ne faut pas seulement entendre
les vins, le rhum, l'absinthe et les diverses eaux-de-vie,,
mais encore les boissons fermentées, telles que la bière et
le cidre qui contiennent plus ou moins d'alcool.

L'infusion de café torréfié exerce une action modératrice
sur la nutrition, elle abaisse la température et ralentit les
mouvements du cœur. Si après l'ingestion du café chaud,
il se produit une accélération du pouls, nous pensons que
cet effet est dû à la chaleur du liquide, car on ne l'observe
pas après l'ingestion du café froid, et dans les deux cas,
on constate, quelque temps après, un ralentissement de
la circulation : En même temps qu'il produit ce dernier
effet le café excite le système nerveux moteur du cœur,
accroît l'énergie de la systole et augmente la pression artérielle. Son action sur l'économie est, comme on le voit,
assez analogue à celle de la digitale ; nous ne parlerons
pas de son usage thérapeutique dans la troisième période
des maladies du cœur, nous conseillerons seulement aux
cardiopathes qui portent une lésion compensée, de ne pas
abuser de ce breuvage, de n'en prendre ni plusieurs fois
par jour, ni dans un état de concentration exagérée, et d'y

(1) Loc. cit., p. 260.

renoncer plutôt, s'ils n'en ont pas depuis longtemps l'habitude. Le moment où il pourrait être le plus utile, serait après le principal repas, parce qu'il stimule légèrement l'estomac et favorise la digestion. Ce que nous venons de dire du café, peut aussi s'appliquer au thé qui possède à peu près les mêmes propriétés et dont il faudra également éviter l'abus.

CHAPITRE IV

GESTA.

SOMMAIRE : 1º Exercices et jeux. — 2º Professions.

1e L'exercice est nécessaire à l'homme, il concourt à son développement, fortifie sa constitution et favorise le jeu de ses organes, en accélérant la circulation et en activant les combustions. « Un exercice modéré, dit Becquerel (1), régularise la circulation, l'établit au même degré dans toutes les parties et prévient ainsi des congestions que des prédominances d'organes ou des prédispositions spéciales pourraient produire. » Il nous importe de considérer ici, avant tout, les effets produits sur les fonctions circulatoire et respiratoire ; et d'après l'intensité de ces effets, nous diviserons les exercices et les jeux en doux, modérés et violents.

a. *Les exercices doux* augmentent peu la fréquence des battements du cœur et n'accélèrent pas la respiration. Les principaux sont : la marche lente, les promenades en voiture suspendue et en canot, la pêche, le jeu de billard, etc. Ces exercices conviennent parfaitement aux malades du

(1) Becquerel. Loc. cit., p. 734.

cœur, et parmi eux, le plus utile de tous est une promenade faite lentement, dans un jardin planté d'arbres et sur un terrain uni, plan et résistant. Ajoutons encore une autre condition : c'est que le promeneur ne doit pas alors soutenir une conversation trop animée, car en cette circonstance, l'usage un peu prolongé de la parole, cause aux cardiopathes de l'essoufflement et des palpitations. S'ils sont sujets au mal de mer, les voyages et les promenades sur cet élément ne leur conviennent pas, car les efforts du vomissement ne sont pas pour eux sans danger.

b. Les exercices modérés activent davantage la circulation et la respiration ; sous leur influence le pouls s'élève, la chaleur générale s'accroît et la sécrétion sudorale devient assez abondante. Tels sont la marche accélérée sur un terrain plan, ou la marche lente sur un terrain escarpé ou peu résistant ; tels sont encore la danse, la chasse, l'équitation, les jeux de balle, de quille et de volant, le chant, la déclamation et le jeu des instruments à vent. Généralement, ces exercices ne conviennent pas aux malades du cœur qui sont promptement essoufflés lorsqu'ils s'y livrent avec trop d'entrain. Si l'on jugeait cependant convenable de les leur permettre, il faudrait leur conseiller d'en user avec ménagement et modération. M. Peter dit que, s'il s'agit d'un enfant « l'usage modéré d'un instrument à vent, ou le chant, ne peut être que bienfaisant, en produisant un déplissement vésiculaire plus complet, facilitant la circulation et l'hématose et contre-balançant ainsi la tendance à l'hyperémie passive des poumons. » (1).

c. Les exercices violents précipitent, d'une manière exagérée, les mouvements de la circulation et de la respiration ;

(1) Loc. cit., 258.

ici la chaleur générale est extrême, la dépense nerveuse et matérielle est considérable et la fatigue se produit rapidement. Pour cette raison, on doit sévèrement défendre aux malades du cœur tous ces exercices, tels que la course, le saut, la lutte, l'escrime, la natation, la gymnastique, et, en général, tous les actes qui nécessitent une succession d'efforts violents et prolongés.. « Au moment de l'effort, dit le professeur Béclard (1), la circulation pulmonaire est remarquablement gênée. L'air renfermé dans les poumons étant comprimé, oppose en ce moment obstacle à l'arrivée du sang dans le réseau capillaire. Celui-ci s'accumule dans le cœur droit, puis dans les veines, et pour peu que l'effort se prolonge, les veines de la tête, du visage, du cou, des membres supérieurs, se distendent. On peut voir survenir alors des accidents hémorrhagiques du côté du cerveau, chez les individus prédisposés à l'apoplexie. » Ajoutons que, pendant l'effort, l'air emprisonné dans le thorax, en exerçant une compression énergique sur le cœur et les gros troncs vasculaires qui en naissent, peut déterminer la rupture de ces organes, dans le cas où ceux-ci ont subi un commencement de dégénérescence.

L'absence complète d'exercice ou de travail influe d'une manière fâcheuse sur la nutrition générale, puisque la dépense étant amoindrie, la nécessité de la réparation se fait moins sentir. C'est dans ces conditions que se développe la polysarcie, et lorsque, par suite, le cœur est surchargé de graisse, ses mouvements deviennent moins énergiques et moins libres. Le défaut d'exercice entraînant encore une diminution notable de toutes les excrétions, il s'ensuit que, chez un malade du cœur, l'équilibre circulatoire peut être, momentanément, rompu par accroisse-

(1) Béclard. Traité élémentaire de physiologie humaine, 4e édition, p. 709.

ment de la pression veineuse. De plus, « l'homme qui vit dans une inertie continuelle, dit le professeur Bouchardat (1), perd l'habitude de réagir contre les refroidissements.....

Les fatigues excessives, comme le repos, conduisent également à la continuité du refroidissement à la périphérie. » Le malade du cœur n'est donc pas exempt de la loi du travail ; il pourra, au contraire, en retirer un avantage réel s'il sait faire de ses forces un emploi convenable. « Je regarde le défaut d'exercice, dit encore notre professeur d'hygiène, comme une des causes les plus puissantes des plus graves et des plus meurtrières maladies chroniques qui affligent l'humanité....... La voie la plus sûre pour arriver à une sénilité anticipée, c'est de ne point employer ses forces ; c'est de perdre l'habitude de se servir régulièrement de ses jambes et de ses bras. » Mais, s'il est utile que le cardiopathe soit en garde contre une oisiveté dangereuse, il n'est pas moins nécessaire de le prémunir contre l'excès opposé. Le travail, pour ne lui être pas nuisible, devra donc être modéré ; il aura soin d'éviter les veilles prolongées et de chercher dans un sommeil bienfaisant la réparation de ses forces. « Le sommeil est le réparateur par excellence de la fatigue, quand il est calme, profond, et que sa durée est convenable. » (Bouchardat.) Sous aucun prétexte le travail ne doit être poussé jusqu'à la prostration et à l'épuisement ; c'est l'infraction à cette loi importante de l'hygiène qui conduit rapidement de pauvres ouvriers chargés de famille jusqu'au dernier degré du marasme et de la cachexie cardiaque, avant même que la nature seule de leur profession les précipite sur cette pente fatale.

2° Il est en effet des professions dont l'exercice, même

(1) Bouchardat. Le travail, son influence sur la santé, p. 28.

modéré, crée des dangers incessants pour les individus atteints de lésions valvulaires du cœur. Nous allons essayer d'en donner ici une énumération à la fois succincte et complète :

a. Les professions hygrométriques (blanchisseurs, débardeurs, égouttiers; etc.) en nécessitant l'exposition habituelle du corps à l'action de l'eau et du froid humide, favorisent le développement du rhumatisme.

b. Les professions qui donnent lieu au passage rapide d'une température extrême à une autre (boulangers, forgerons, chauffeurs, etc.), exposent aux inflammations aiguës de l'appareil respiratoire.

c. Les professions qui nécessitent un grand déploiement de forces musculaires (porteurs à la halle, forgerons, charrons, etc.), exposent les cardiaques aux accidents de l'effort.

d. Les professions dans lesquelles on respire un air chargé de particules solides (chiffonniers, charbonniers, matelassiers, etc.), causent de l'irritation bronchique et donnent lieu à un dépôt d'anthracosis au sein des éléments du tissu pulmonaire.

e. Les professions dans lesquelles on travaille les matières animales (tanneurs, corroyeurs, vidangeurs, etc.), font respirer habituellement un air impur.

f. Les professions dans lesquelles les poumons et le larynx sont mis en jeu (avocats, chanteurs, crieurs publics, etc.), prédisposent aux hémoptysies, aux congestions cérébrales et aux accidents de l'effort.

g. Les professions dans lesquelles on manie du plomb sous n'importe quelle forme (cérusiers, peintres, ouvriers en minium, etc.), exposent à des lésions cardiaques consécutives, à l'intoxication saturnine.

h. Les professions dans lesquelles l'émotivité est fréquemment mise en jeu (boursiers, spéculateurs, hommes d'affaires, etc.), ont une grande part dans la genèse et la marche des affections cardiaques.

j. La profession des mineurs dispose à l'étiolement et à l'anémie; nous en dirons autant des professions trop sédentaires dans les grandes villes.

k. Les professions dans lesquelles la fatigue corporelle est fréquente et exagérée (médecins de campagne, marins, soldats, etc.), auront bien vite épuisé ceux qui portent une lésion organique du cœur. On a noté par exemple chez les militaires, une hypertrophie cardiaque indépendante de toute lésion valvulaire.

Elle est longue, on le voit, la liste des professions qui peuvent exercer une fâcheuse influence sur la marche et le développement des maladies du cœur, en provoquant, par la rupture de la compensation, de fréquentes attaques d'asystolie.

Le devoir du médecin appelé à donner des soins à un cardiopathe qui excerce l'une de ces professions, est de lui conseiller d'y renoncer et d'en choisir une autre qui n'ait pas d'inconvénients pour sa santé. Sans doute, dans bien des cas, le conseil sera irréalisable, et bien souvent de malheureux ouvriers qui ne connaissent qu'un métier et qui n'ont que leur travail pour vivre, préféreront mourir plus vite et ne jamais connaître la honte de la mendicité ou les tortures de la faim.

Le médecin qui cherche toujours à soulager son semblable dans les limites du possible, devra conseiller alors de la prudence et de la modération dans le travail et surtout insister sur les autres moyens hygiéniques. Dans le cas où il serait consulté par les parents d'un jeune cardiopathe sur le choix d'une profession pour leur enfant, ses avis, plus facilement réalisables, pourront être d'une grande utilité : « Vous conseillerez, dit M. Peter (1), une profession qui n'entraîne ni une vie trop sédentaire, ni une vie trop active ou trop émouvante. Que votre jeune client ne soit ni médecin, ni avocat, ni marin ; qu'il se fasse notaire, qu'il entre dans une administration du gouvernement ; on ne s'y fatigue guère (les Postes exceptées) ; certaines professions industrielles lui sont également ouvertes. »

CHAPITRE V

EXCRETA.

SOMMAIRE : 1° Transpiration cutanée. — 2° Excrétions intestinales.

1° Nous avons déjà eu précédemment l'occasion de parler de la transpiration cutanée et de la loi de balancement qui existe entre cette fonction et l'exhalation pulmonaire. Nous avons dit aussi plusieurs fois quels accidents pouvaient résulter d'un brusque refroidissement périphérique et pourquoi ces accidents thoraciques étaient plus redoutables chez un cardiopathe que chez aucun autre individu. Nous nous contenterons de rappeler ici les recommandations que nous avons faites à ce sujet et nous n'insisterons pas davantage, de peur de tomber dans des redites fatigantes.

2° Relativement aux évacuations intestinales, il y a une indication formelle qui est de veiller à maintenir continuellement la liberté du ventre. Cette indication s'appuie d'ailleurs sur deux raisons qui la justifient entièrement ; la première, c'est que la constipation nécessite dans l'acte

(1) Peter. Loc. cit., p. 258.

de la défécation, des efforts dangereux pour un malade du cœur ; la seconde, c'est que les matières accumulées dans l'S iliaque du côlon, peuvent, si elles sont abondantes, comprimer l'origine de la veine cave inférieure et augmenter par conséquent la tension veineuse, en gênant le retour du sang dans le cœur droit ; autant que possible, les garde-robes devront donc être molles et faciles ; aux cardiopathes sujets à la constipation habituelle, il faudra conseiller l'usage de demi lavements émollients ou laxatifs. Nous pensons qu'il importe d'être réservé dans l'emploi des purgatifs, afin de ne pas affaiblir par des évacuations abondantes et répétées. Dans le cas où il serait nécessaire de purger, il ne faudrait employer ni les purgatifs salins qui laissent après eux de la constipation, ni les préparations aloétiques qui congestionnent les veines du petit bassin, mais plutôt un léger purgatif, tel que l'huile de ricin et la manne en larmes. On pourrait administrer l'huile de ricin selon la méthode de Chomel, c'est-à-dire à la dose de 10 grammes et délayée dans une petite quantité de liquide. Cette petite excursion dans le domaine de la thérapeutique était nécessaire ici ; car une fois bien averti, le malade du cœur pourra de lui-même sagement régler sa conduite.

CHAPITRE VI

PERCEPTA.

Sommaire : 1° Emotions morales et passions. — Médecine morale. — 3° Usage du tabac.

1° « De toutes les causes capables de produire les maladies organiques en général, et spécialement celles du

cœur, les plus puissantes, sans contredit, sont les affections morales (1). « Certes. nous ne pensons pas que
jamais un médecin se soit inscrit en faux contre ces
paroles de Corvisart : depuis longtemps au contraire tous
les auteurs sont unanimes à accorder aux passions une
part étiologique considérable dans la production et l'aggravation des maladies organiques du cœur. Contester
eût d'ailleurs été chose assez dificile, en présence des faits
d'une expérience journalière qui montrent clairement
quelles relations étroites unissent le cœur à l'encéphale et
combien retentissent vivement sur l'organe central de la
circulation les moindres chocs éprouvés par l'organe de
la perception. Or, le cœur réagit de deux manières oppo-
sées, selon la nature des impressions qui ont ébranlé le
cerveau; aussi les psychologistes ne considérant que ce
dernier point, ont divisé les passions en gaies et tristes ;
tandis que les physiologistes, ne voyant dans ces modes
d'activité cérébrale que leurs effets généraux sur la circulation, les ont divisés en expansifs et dépressifs. Les passions gaies ou expansives accélèrent la circulation et chassent le sang du centre à la périphérie ; les passions tristes
ou dépressives ralentissent la circulation et refoulent le
fluide sanguin de la périphérie au centre. « C'est spécialement, dit Becquerel (1), sous le rapport de leurs effets sur
la circulation, que les passions peuvent être appelées
expansives ou dépressives, et l'on voit assez bien, en effet,
les mouvements du cœur indiquer ce mode de lésions.
Ainsi, la joie, le bonheur, les émotions vives et agréables
donnent à la circulation une rapidité inaccoutumée. Le
cœur chasse le sang et la peau se colore d'une nuance
éclatante.

(1) Corvisart. Loc. cit., p. 383.
(2) Becquerel. Loc. cit., p. 827.

Dans d'autres cas, au contraire, les passions tristes, comme l'amour contrarié, la jalousie, ralentissent la circulation, donnent lieu à un affaissement général, à une pâleur de la peau, qui indiquent le défaut d'énergie de la part du cœur. »

Sous l'influence d'une émotion morale forte, mais passagère, on peut observer la rupture du cœur et des gros troncs artériels préalablement altérés; souvent aussi la mort arrive dans une syncope profonde et semble due à la paralysie du cœur dont l'innervation s'est brusquement suspendue. Nous sommes convaincu pour notre part que, dans les cas de mort subite après de vives émotions morales, si la nécropsie était toujours faite, on constaterait bien souvent des lésions cardiaques ou aortiques antérieures à l'accident. La science possède d'ailleurs à ce sujet bon nombre de preuves cadavériques, et de nouveaux chiffres, nous en sommes certain, ne feraient que confirmer notre assertion. Mais les émotions morales, parce qu'elles sont moins vives et qu'elles n'ont pas toujours un résultat immédiatement funeste, n'en sont pas moins dangereuses pour les malades du cœur, lorqu'elles sont fréquentes et prolongées. Les passions, ces instincts maladivement exagérés, sont, pour ceux qui leur lâchent la bride, la source de bien des déboires et l'origine de bien des maux. « En étouffant les passions, dit Gardien, en apprenant à les maitriser, on éloigne une source assez fréquente des dérangements les plus graves qui surviennent dans la santé. »
Il y a bien longtemps déjà qu'un célèbre poëte latin a écrit ces vers :

> Nisi purgatum est pectus, quæ prælia nobis
> Atque pericula tunc ingratis insinuandum ?
> Quantæ conscindunt hominem cupidinis acres
> Sollicitum curæ ? Quantique perinde timores ?

> Quidve superbia, spurcitia, ac petulantia, quantas
> Efficiunt clades? Quid luxus, deridiesque ? (1).

Certainement Lucrèce en s'exprimant ainsi, n'a pas cru apprendre à son siècle quelque chose de nouveau, car les passions sont aussi vieilles que l'humanité. De tous temps, les philosophes, les poëtes et les penseurs ont reconnu leur funeste influence, et s'il est certain qu'elles ont suivi la civilisation dans ses progrès, il n'est pas moins vrai que les deux premiers hommes qui se sont mutuellement observés l'un l'autre, auraient pu tracer la première page de leur histoire.

Il est impossible, en effet, de concevoir l'homme dépourvu de besoins instinctifs, comme il est impossible aussi de le concevoir sans passions, puisque celles-ci proviennent de ceux-là dont elles ne sont que l'exagération. « Tout besoin trop violemment senti, provoque en nous un désir d'une égale violence, nous fait agir instantanément, aveuglément, contre notre devoir, notre intérêt, notre volonté. Eh bien, voilà la passion ou la tyrannie d'un besoin qui ordinairement fait taire tous les autres, quand il ne les contraint pas à le servir (2). »

En définitive, et quoi qu'il en soit de la nature et de l'origine des passions, questions bien intéressantes à tous égards, mais dont le développement serait ici superflu, ce qu'il nous importe surtout de préciser, ce sont les modifications qu'elles entraînent dans l'organisme, lorsqu'on les laisse gouverner et commander en maîtresses absolues. Sous leur influence vivement ressentie et longtemps pro-

(1) Si notre âme n'est point réglée, que de combats à soutenir, que de périls à vaincre ! De quels soucis, de quelles craintes, de quelles inquiétudes n'est pas déchiré l'homme en proie à ses passions ! Quels ravages ne font pas en son cœur l'orgueil, la débauche, l'emportement, le luxe et l'oisiveté ! (Lucrèce, I, 5. v. 44).

(2) Richard. Thèse de Paris, 1851, n° 268.

Baudin.   5

longée, les fonctions encéphaliques continuellement ébran-
lées subissent un affaiblissement lent et graduel qui pré-
pare le ralentissement de la nutrition générale et la
déchéance des fonctions végétatives, par la perte progressive de l'innervation indispensable à leur exercice.
Il se passe alors dans la machine animale le même phéno-
mène que l'on observe dans un ressort longtemps et
démesurément détendu, ou bien, suivant une autre com-
paraison vulgaire, la lame use le fourreau.

« Les orages qui bouleversent les facultés morales, dit
M. Droz (1), détruisent les forces physiques, et toute
passion vile est un poison brûlant. » Le cœur est un des
premiers organes dont l'énergie fonctionnelle, à force
d'être vivement surexcitée, finit par subir une dépression
permanente et irrémédiable. C'est pour cette raison que
les passions non réprimées jouent un rôle si considérable
dans la production et l'aggravation des maladies du cœur.
Chez les individus primitivement indemnes de toute lésion cardiaque, elles occasionnent fréquemment une hypertrophie du cœur due à la suractivité fonctionnelle de
l'organe, et chez ceux qui portent déjà une lésion valvulaire compensée, elles amènent la rupture de l'équilibre
circulatoire et tous les accidents qui résultent, soit d'un
excès de la tension artérielle, soit d'une exagération de la
pression veineuse.

En tout cas, les passions ont plus de prise et agissent
plus rapidement sur un cœur déjà malade ; c'est dans
cette considération importante que l'on trouvera souvent
l'explication de ces terminaisons hâtives que l'on ne peut
sitôt prévoir chez les cardiopathes, alors que les autres
conditions hygiéniques n'avaient rien laissé à désirer.

(1) J. Droz. Essai sur l'art d'être heureux.

2° S'il existait une science capable d'enseigner à
l'homme le moyen de se défaire de ses passions, cette
science à elle seule, serait plus utile à l'humanité que
toutes les plus belles découvertes du génie humain.

Depuis des siècles, l'art de gouverner ses passions a été
le sujet de bien des écrits philanthropiques, et, malgré
tout, la question semble aussi peu résolue aujourd'hui que
naguère. Celui-là même qui a contraint ses compagnons
de planète à se plier au joug capricieux de ses volontés,
celui-là même qui, non-seulement s'est mis à l'abri des
éléments, mais les a encore employés à son service,
l'homme sait à peine se commander à lui-même et se préserver de l'entraînement des passions. Ce n'est pourtant
pas qu'il soit privé d'une arme suffisamment puissante
pour triompher dans la lutte; car, contre la passion qui
l'aveugle, il a la raison qui l'éclaire ; contre la passion qui
le pousse, il a la raison qui le retient, et sa vie tout entière n'est pour ainsi dire qu'un combat sans trève entre
le devoir et le besoin. Si l'animalité l'emporte aussi souvent sur la moralité, c'est que l'homme n'a pas appris
assez tôt à faire usage de sa raison, c'est qu'il n'a pas de-
mandé de bonne heure à la philosophie le moyen de s'en servir convenablement. « La philosophie, dit Alibert (1), est une
science consolatrice ; c'est l'art de guérir les maux du cœur
et de façonner l'homme à toutes les vertus qui le concer-
vent. » C'est d'elle encore dont le poëte a dit avec raison :

> Æque pauperibus prodest, locupletibus æque ;
> Et, neglecta, æque pueris senibusque nocebit (2).

Puisque les passions jouent un rôle si important dans

(1) Alibert. Physiologie des passions, t. I, p. 270.
(2) Elle est également utile aux pauvres et aux riches ; jeunes gens
et vieillards ne la négligeront pas sans s'en repentir. (Horace, sat. 5,
I, 1 v. 44).

la production des maladies en général, et des affections du
cœur en particulier ; puisque la philosophie qui s'appuie
sur la raison, peut seule apprendre à triompher des passions, il est dès lors de toute nécessité que le médecin soit
lui-même philosophe, non pas seulement pour donner à
ses malades le conseil banal de se vaincre eux-mêmes,
mais surtout pour encourager leurs efforts et, à l'occasion,
les aider charitablement dans ce but. « S'il est vrai, dit
M. Forget (1), que les influences morales aient tout l'em-
pire qu'on leur attribue dans la production et l'aggravation des maladies du cœur, il s'ensuit que le traitement
prophylactique, palliatif et même curatif, devra reposer
fréquemment sur ce qu'on appelle la médecine morale,
cette branche de l'art dont on parle beaucoup et dont on
use si peu. Nous rappellerons ici ce que nous disions dans
une autre occasion : modifier les mœurs d'un individu
n'est pas l'œuvre d'une drogue quelconque...... pénétrer
dans les replis mystérieux de l'âme, épier et découvrir les
secrets du cœur, démasquer et combattre les passions, en
les privant de leurs aliments, en détournant leur cours,
en suscitant entre elles des antagonismes salutaires, quelquefois en les satisfaisant, dans les limites de la morale et
de la raison, telle est l'œuvre du médecin philosophe. »

.... Mentem sanari, corpus ut ægrum
Cernimus, et flecti medicinâ posse videmus (1).

Il ne faut pourtant pas se dissimuler que la médecine
du cœur est une science dont la pratique est difficile et pénible . difficile, parce qu'il est mal aisé de connaître à fond
le cœur humain ; pénible, parce que l'ingratitude est sou-

(1) Loc. cit.
(2) Nous voyons l âme se guérir comme un corps malade, et se réta-
blir par les secours de la médecine. (Lucrèce, I, 3, v. 509.)

vent la seule récompense qu'on en retire. Mais le médecin qui fait le bien pour le bien même, et emploie toute son activité à la poursuite d'une fin généreuse, trouve, dans la satisfaction de sa conscience, un ample dédommagement.

Le médecin sera donc l'ami et le confident de son malade; il obtiendra toute sa confiance et devinera ses passions sans jamais en provoquer l'aveu ; il lui parlera le langage de la raison, sans s'ériger pourtant en Caton austère. Si le malade est frivole et désœuvré, il lui suscitera une occupation utile, lui montrera un but à atteindre, lui imposera la grande loi du devoir, lui fera prendre enfin la vie au sérieux. Si des vices enracinés se partagent ce cœur malade, il s'efforcera de les chasser, de les engourdir, ou du moins d'en amortir les effets ; il cherchera à combattre les passions égoïstes en leur opposant les penchants altruistes et usera parfois du changement de lieu pour dérouter les mauvaises habitudes et faire disparaître les occasions périlleuses : « *Abducendus etiam nonnunquam animus est ad alia studia, sollicitudines, curas, negotia; loci denique mutatione, tanquam ægroti non convalescentes, sœpe curandus est.* » (1). Mais nous en avons bien assez dit sur ce sujet, et le médecin trouvera dans son propre cœur les meilleurs préceptes de la médecine morale qui nulle part que là ne peuvent être mieux écrits.

3° Pour compléter le chapitre des percepta, il nous reste à dire quelques mots du tabac, dont l'abus constitue pour beaucoup de gens une passion qui, elle aussi, a ses inconvénients et ses dangers. On sait que le tabac agit sur l'économie par son principe actif appelé nicotine. « Cet al-

---

(1) Quelquefois il faut détourner l'âme vers d'autres amusements, d'autres soins, d'autres soucis, d'autres occupations ; souvent enfin il faut la guérir par le changement de lieu comme les malades qui ne sauraient autrement recouvrer la santé (Cicéron, Tusc. quæst., I, 4, c. 35)

caloïde, dit M. Claude Bernard (1), est un des poisons les plus violents que l'on connaisse ; quelques gouttes tombant sur la cornée d'un animal le tuent presque instantanément. La nicotine, par l'apparence symptomatique de ses effets et par son activité, se rapproche beaucoup de l'acide prussique. » De quelque manière qu'on en fasse usage, le tabac produit d'abord, sur ceux qui n'y sont pas habitués, les phénomènes passagers d'un empoisonnement aigu, et plus tard, quand la tolérance s'est établie par l'habitude, les phénomènes permanents d'un empoisonnement chronique. Boerhaave a bien décrit en peu de mots les symptômes de l'empoisonnement aigu : « *Qui primâ vice fumum tabaci accensi haurit, mutatur totus, et post nauseam, vomitum, vertiginem, tinnitum, alvi solutionem et temulentiam, sœpe cadit in animi deliquium* » (1). Quant à l'empoisonnement chronique, voici la liste des principaux accidents qu'on lui attribue : Du côté de l'estomac : anorexie, dyspepsie, pyrosis, gastralgie ; du côté des centres nerveux : paresse intellectuelle, tremblements et faiblesse des extrémités, paralysies, ataxie locomotrice, épilepsie, impuissance, pertes séminales, névralgie intercostale, amaurose, amblyopie, etc. (2). Mais laissons là ces faits qui ne nous intéressent ici que secondairement, et occupons-nous de l'action du tabac sur le système vasculo-cardiaque. Le tabac agit sur le cerveau et sur la moelle, à faible dose, en les excitant, à haute dose, en les dépri-

(1) Claude Bernard. Leçons sur les effets des substances toxiques et médicamenteuses, p. 397.

(2) Celui qui fume pour la première fois, éprouve dans tout son être une crise profonde suivie de nausées, de vomissements, de vertiges, de tintements d'oreille, de garde-robe, d'ivresse et souvent même de défaillances.

(3) Voyez entre autres travaux sur le tabac, la thèse inaugurale, n° 69, année 1869.

mant. A faible dose, il excite le système nerveux du cœur et occasionne des palpitations ; à dose élevée, il exerce sur le plexus cardiaque une action dépressive qui amène le ralentissement et l'intermittence des systoles. Dans le premier cas, il excite les nerfs vaso-moteurs, d'où augmentation de la tension artérielle et exagération des excrétions ; dans le second cas, ces mêmes vaso-moteurs sont paralysés par épuisement de l'irritabilité nerveuse, d'où diminution de la pression vasculaire et ralentissement de la circulation. Le tabac agit donc sur le cœur, non pas directement, comme le sulfocyanure de potassium, par exemple, mais par l'intermédiaire du système nerveux. Ce qui le prouve, c'est que « si l'on vient à couper les deux pneumogastriques à un animal, et qu'ensuite on lui donne de la nicotine, les phénomènes par lesquels se manifestait l'action du poison sur le cœur et sur l'appareil respiratoire sont supprimés » (1). Il n'est donc pas étonnant que l'abus journalier du tabac produise des troubles dans l'innervation cardiaque. Tous les auteurs qui se sont occupés des effets physiologiques et pathologiques de cette solanée, s'accordent à signaler les palpitations comme un accident fréquent chez les grands fumeurs. Graves (2) a remarqué que l'abus du tabac à fumer ou à priser produisait, dans les fonctions du cœur, une perturbation indépendante de toute lésion organique. Dans un mémoire lu à l'Académie des sciences, le 7 juin 1862, et ayant pour titre : « De la fumée de tabac considérée comme cause de l'angine de poitrine, » Beau cite huit cas de cette affection attribuée, selon lui, à l'abus du tabac a fumer. Enfin, le Dr Decaisne (3) a publié dans la *Gazette*

(1) Claude Bernard. Loc. cit., p. 407.

(2) Graves. Clin. méd., 3e éd., t. II, p. 235.

(3) E. Decaisne. Intermittences des battements du cœur et du pouls par suite de l'abus du tabac à fumer, in *Gaz. des Hôp.*, 1864, p. 263.

des Hôpitaux un article fort remarquable dont il tire les conclusions suivantes, appuyées d'ailleurs sur plusieurs observations : « 1° L'abus du tabac à fumer peut produire sur certains sujets un état que j'appellerai *narcotisme du cœur*, et qui se traduit par des intermittences dans les battements de cet organe et dans les pulsations de l'artère radiale ; 2° il suffit, dans certains cas, de suspendre, ou du moins de réduire l'usage du tabac à fumer pour voir disparaître entièrement ou diminuer l'irrégularité dans les fonctions du cœur. »

De tout ce que nous venons de dire, il faut conclure que l'usage du tabac, sous quelque forme que ce soit, et particulièrement du tabac à fumer, doit être formellement interdit aux malades du cœur. Ils devront donc renoncer complètement à la pipe et au cigare ; quant à la cigarette, nous ne verrions pas, pour notre part, de grands inconvénients à ce qu'un cardiophathe fumeur passionné, en brûle une ou deux par jour, s'il lui était possible de s'en tenir à ce nombre. Malheureusement le difficile en cela est de se tenir dans de sages limites, car, que l'on nous passe l'expression, une cigarette en appelle une autre, et une abstention complète est souvent moins pénible à beaucoup d'individus qu'une concession faite à des habitudes invétérées. Le malade du cœur, dit M. Peter (1), « devra s'abstenir de fumer surtout la cigarette, d'autant plus redoutable qu'on en fume tout le long du jour. Et non-seulement le malade du cœur ne devra pas fumer, mais il doit éviter de se trouver au milieu d'une réunion de fumeurs, et d'absorber, par les voies respiratoires, les vapeurs du tabac d'autrui. Le tabac ne fait qu'affaiblir le système nerveux, après l'avoir momentanément excité, il accélère

(1) Loc. cit., p. 260.

fortement la circulation chez un certain nombre de personnes et fatigue d'autant un cœur altéré. »

CHAPITRE VII.

GENITALIA.

SOMMAIRE : 1° Rapports sexuels. — 2° Grossesse et maladies du cœur.

1o Le jeune homme atteint d'une lésion cardiaque compensée, doit être excessivement réservé pour ce qui concerne les plaisirs vénériens. Les phénomènes qui se pas-
sent du côté du cœur pendant l'acte de la copulation, justifient pleinement ce conseil dont l'importance est capitale. Rappelons d'ailleurs que l'hyperkinésie cardiaque est
d'autant moins accentuée que l'acte est moins prolongé,
et que l'acte lui-même, en général, dure d'autant moins
longtemps qu'il est moins souvent répété.

Que le jeune homme cherche donc dans les rapproche-
ments sexuels la satisfaction d'un véritable besoin, et non
celle d'un plaisir inutile ; et, pour se mettre à l'abri des
fâcheuses éventualités inhérentes au célibat, ce qu'il a de
mieux à faire c'est de se marier. Sans doute, les émotions
et les efforts occasionnés par une première cohabitation seront des circonstances fâcheuses pour sa maladie du cœur,
mais du moins, une fois ce péril passé, il sera à l'abri des
dangers du libertinage et pourra se constituer dans son
foyer, une vie paisible et calme. Quoi qu'il en soit, marié
ou non, le cardiopathe ne devra jamais faire d'excès vénériens, ni se livrer au coït pendant le travail de la digestion.

L'infraction à ces lois de l'hygiène occasionne fréquemment, selon les prédispositions individuelles, tantôt une congestion ou une hémorrhagie cérébrale, tantôt l'apparition d'une première attaque d'asystolie.

2° Ces conseils ne sont malheureusement pas applicables aux femmes atteintes de lésions organiques du cœur, car l'état de grossesse les met dans de telles conditions pathogéniques que le médecin est obligé de leur déconseiller le mariage. Il n'y a pas bien longtemps que l'on connaît l'influence réciproque de la grossesse et des maladies du cœur l'une sur l'autre ; ce n'est pas que les accidents formidables qui surviennent pendant la grossesse aient été peu fréquents ou bien aient passé inaperçus, mais c'est qu'ils étaient mal interprétés et attribués à une cause autre qu'une affection cardiaque. Aujourd'hui la question est établie sur des faits parfaitement élucidés ; nous allons essayer d'en donner un résumé aussi complet que possible et nous mettrons pour cela à contribution les travaux récents de MM. les docteurs Peter (1), Duroziez (2), Berthiot (3), et Marty (4).

La grossesse imprime à l'organisme de la femme une modification fondamentale nécessitée par la présence même de l'être nouveau qui se développe dans l'utérus. Cette modification consiste en une augmentation de la masse totale du sang, augmentation qui est en rapport direct avec le volume et, par suite, les besoins du fœtus. La masse du sang à lancer étant devenue plus considérable, le travail du cœur devient par conséquent plus actif,

(1) Peter. Clin. méd., X⁰ leçon, et Grossesse et maladies du cœur, in *Union médicale*, 1873.

(2) Duroziez. In *Gaz. des hôp.*, 18 avril 1874 et 18 mars 1876 ; et De l'influence des maladies du cœur sur la grossesse, etc., in *Arch. de toc.*, juillet et août 1875.

(3) Berthiot. Grossesse et maladies du cœur, 1876.

(4) Marty. Des accidents gravido-cardiaques, 1876.

de sorte que, selon l'expression de M. Peter, le cœur de la femme grosse bat, en quelque sorte pour deux ; et, comme elle doit fournir au fœtus un sang tout hématosé, ses poumons respirent également pour deux. Il s'ensuit dans le système vasculaire de ces organes, une pression plus considérable, sous l'influence de laquelle le cœur s'hypertrophie, pour faire équilibre à la circulation utérine devenue plus active, en même temps qu'on observe une pléthore pulmonaire *physiologique* qui rend parfaitement compte des étouffements et des hémoptysies qu'éprouvent certaines femmes grosses, d'ailleurs parfaitement saines. Cette pléthore pulmonaire ne dépasse jamais certaines limites, lorsque le cœur fonctionne normalement ; mais s'il existait antérieurement une lésion valvulaire compensée, la scène change alors tout à fait : ce cœur malade ne pouvant fournir le surcroît de travail exigé par la grossesse, le sang stagne dès lors dans l'oreillette gauche et les poumons, et ainsi, à la pléthore pulmonaire *physiologique*, vient s'ajouter une congestion pulmonaire *pathologique*. De là des accidents formidables d'asphyxie, et des bronchites capillaires prenant aisément les proportions du catarrhe suffocant et accompagnées d'hémoptysie. Quand, dans le cours d'une grossesse, on a réussi une première fois à conjurer ces accidents, la moindre infraction aux lois de l'hygiène les provoque de nouveau, et, quand, à force de précautions, la femme arrive à terme, ce qui est rare, il arrive fréquemment que l'asthénie cardiaque persiste, que la compensation ne se rétablit plus et que les accidents cachectiques de la troisième période font de jour en jour des progrès continuels. Il est donc constant que l'état de grossesse aggrave singulièrement les maladies du cœur et précipite l'approche du terme fatal. Tantôt, en effet, les femmes meurent avant d'avoir été délivrées, du sixième au huitième mois de la grossesse, tantôt elles succombent immédiatement après être accouchées, d'autres fois enfin, un intervalle plus ou moins long sépare l'accouchement du moment de la mort. Chez un certain nombre de cardiopathes gravides, M. Duroziez a noté une disposition toute particulière aux hémorrhagies sous toutes les formes, soit symptomatiques des fausses couches, soit consécutives à la délivrance. Il a remarqué aussi que des œdèmes, des épanchements qui n'existaient pas pendant la gravidité, sont survenus après la délivrance, alors que la circulation paraissait devoir être plus libre. Ajoutons encore que la stérilité, d'après le même auteur, est une conséquence possible des maladies du cœur.

Si la vie d'une femme enceinte et atteinte d'affection cardiaque est sérieusement menacée du fait de la grossesse, la vie d'un enfant est encore plus gravement compromise du fait de la maladie de la mère. La condition pathogénique qui rend compte de cette dernière proposition, consiste en une accumulation d'acide carbonique dans le sang. Il serait trop long de développer ici les causes de cette altération du sang ; nous renvoyons le lecteur au travail du Dr Marty, qui a longuement traité cette question. Quoi qu'il en soit, cet acide carbonique agit, d'une part, sur le placenta et entrave la nutrition fœtale, d'autre part sur l'utérus dont elle provoque les contractions, et occasionne conséquemment, tantôt l'avortement, tantôt l'accouchement prématuré. Ainsi, sur quarante femmes atteintes de maladies du cœur, M. Duroziez a trouvé cinq mort-nés à terme et vingt et une fausses couches ou accouchements à six mois. Les enfants qui vivent encore après la délivrance, meurent de bonne heure : d'après M. Duroziez, sur quarante enfants survivants, trente-sept meurent avant cinq ans. On voit donc que, du côté des enfants, la perte est énorme, et, que le médecin intervienne ou non pour sauver les mères, ils sont presque fatalement sacrifiés.

De ces faits, qui parlent assez haut d'eux-mêmes, on pèut facilement retirer les conclusions suivantes nettement formulées par le Dr Berthiot.

La grossesse, par les modifications qu'elle imprime à l'appareil circulatoire, exerce une influence funeste sur les maladies du cœur. — Réciproquement, les maladies du cœur font obstacle à la gestation et produisent souvent, soit l'avortement, soit l'accouchement prématuré. — Une femme atteinte d'affection cardiaque ne devrait pas se mettre dans le cas de devenir mère. — Dans les cas de maladies du cœur, le médecin devra déconseiller le mariage. — Si la femme a le bonheur d'accoucher sans accident, elle ne doit pas nourrir son enfant, afin de ne pas fatiguer davantage un cœur déjà malade. — Il ne faut plus de maternité pour une femme ainsi atteinte ; il faut, par conséquent, déconseiller toute grossesse future et avertir qui de droit.

CONCLUSIONS.

Quand une lésion organique du cœur est compensée, c'est-à-dire quand, malgré un cœur atteint dans sa structure, ces deux forces dont il est le centre, la tension artérielle et la tension veineuse, se font parfaitement équilibre, une foule de circonstances, la plupart extérieures, peuvent, en agissant directement sur l'économie, détruire l'harmonie de la compensation, au détriment ou au profit de l'une ou de l'autre de ces forces.

L'hygiène indique les moyens les plus propres à retarder le plus longtemps possible la rupture de la compensation. Ces moyens que nous avons développés dans notre
travail, ne sont pas, dans une égale mesure, aussi facilement applicables à tous; ils le sont plus aux riches qu'aux
pauvres, et celui qui en fait le meilleur emploi a le plus de
chances de longévité.

Ce résultat, il est vrai, ne peut s'obtenir qu'en menant
une vie excessivement calme et rangée et même, disons-le,
pleine de sacrifices et de privations. Mais, comme l'a dit
Sénèque avec raison : « *Nullum sine auctoramento malum
est,* » il n'y a pas de maux sans compensation ; et nous
pensons que le malade du cœur pourra trouver dans l'étude,
l'amitié, les joies de la famille et la pratique des vertus
domestiques et sociales, des compensations assez larges
pour lui faire encore aimer la vie et lui donner le désir d'en
prolonger la durée.

Quant au médecin, honneur mille fois à lui, s'il sait et
peut diriger les agents nombreux que l'hygiène met à sa
disposition ! car « la médecine qui ne peut guérir, trouve
encore de doux et de glorieux dédommagements dans le
pouvoir qu'elle a d'alléger les douleurs et de prolonger la
vie. »

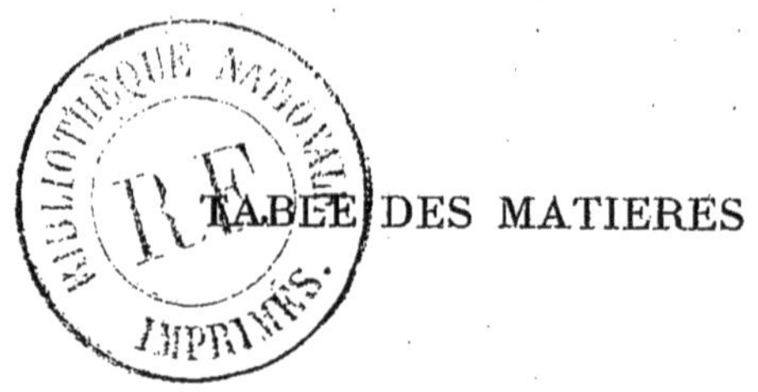

TABLE DES MATIERES

FIN.

Paris. — A. PARENT, imprimeur de la Faculté de Médecine, rue M.-le-Prince, 29-31.

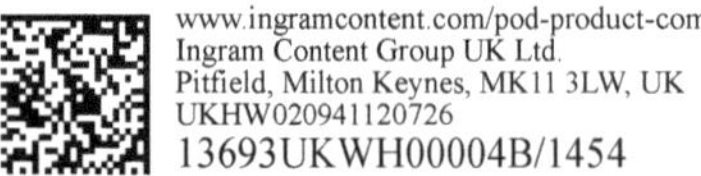